DES

FISTULES CONGÉNITALES

DE LA

VOUTE PALATINE

ET DE LEUR TRAITEMENT

PAR

Le Dr H. CHRÉTIEN

Aide de Physiologie à la Faculté de Médecine de Nancy,
Ex-interne et Lauréat des hôpitaux de Paris (2e interne, Concours de 1869),
Ancien prosecteur et Lauréat (1er) de l'École de médecine de Nancy,
Ancien interne des hôpitaux de Nancy.

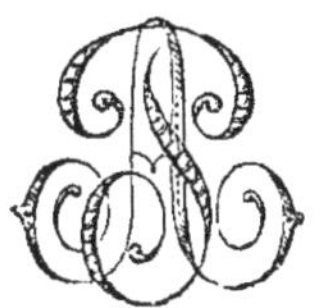

PARIS

A. PARENT, IMPRIMEUR DE LA FACULTÉ DE MÉDECINE

31, RUE MONSIEUR-LE-PRINCE, 31.

1873

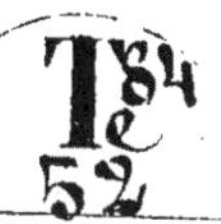

DES

FISTULES CONGÉNITALES

DE LA

VOUTE PALATINE

ET DE LEUR TRAITEMENT

PAR

Le Dr H. CHRÉTIEN

Aide de Physiologie à la Faculté de Médecine de Nancy,
Ex-interne et Lauréat des hôpitaux de Paris (2e interne, Concours de 1869),
Ancien prosecteur et Lauréat (ter) de l'École de médecine de Nancy,
Ancien interne des hôpitaux de Nancy.

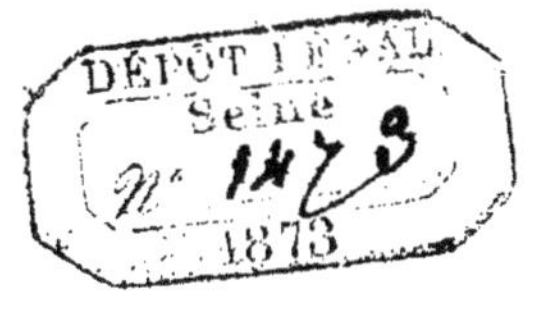

PARIS

A. PARENT, IMPRIMEUR DE LA FACULTÉ DE MÉDECINE

31, RUE MONSIEUR-LE-PRINCE, 31,

1873

DES
FISSURES CONGÉNITALES
DE LA
VOUTE PALATINE
ET DE LEUR TRAITEMENT

Description des principales variétés de Fissures de la voûte palatine.

Nous entendons par fissure de la voûte palatine une fente congénitale, de forme régulière et allongée, suivant un trajet déterminé et constant, compliquée ordinairement de la division de la lèvre ou du voile du palais ou des deux à la fois, sans que les os intermaxillaires fassent défaut, due à un arrêt de développement survenu dans les diverses parties qui doivent constituer la voûte palatine, et troublant profondément les fonctions de : succion, déglutition, phonation, olfaction..

Les fissures peuvent se diviser en unilatérales, bilatérales et médianes, suivant qu'elles n'intéressent que l'un des côtés, ou les deux côtés de la voûte, ou seulement sa partie médiane. Chacun de ces genres nous offrira plusieurs variétés.

I. — Fissures unilatérales.

Nous leur reconnaissons trois variétés : complètes, incomplètes et insolites. Prenons comme type de notre description la fissure unilatérale complète, qui est la plus fréquente de toutes.

1° *Fissure unilatérale complète.* — Elle siége dans le plus grand nombre des cas du côté gauche, ce qui s'explique facilement par ce fait que, chez l'embryon, le travail d'ossification est toujours plus hâtif et plus avancé du côté droit que du côté gauche. Cette prédilection pour le côté gauche est frappante, car nous ne sommes parvenus à réunir que six observations de fissures unilatérales siégeant du côté droit.

C'est presque toujours entre la dent incisive externe et la dent canine que commence la fissure : de là, elle suit constamment une direction oblique en arrière et en dedans, qui la conduit au niveau du trou palatin antérieur : dès lors, parallèle à la ligne médiane, elle se dirige directement d'avant en arrière vers le bord postérieur de la voûte.

Sa largeur est variable : ordinairement sa partie antérieure est assez large, sa partie postérieure plus large encore et sa partie la plus retrécie se trouve au point où, d'oblique, elle prend une direction antéro-postérieure. Certaines peuvent n'avoir qu'une largeur de quelques millimètres ; mais le plus souvent leur largeur moyenne est d'un centimètre chez l'enfant de 8 à 10 ans et admet plus ou moins facilement la pulpe de l'auriculaire. Si l'on en croit bon nombre de chirurgiens, surtout ceux du XVIIIe siècle et de la première moitié du XIXe, la cheiloraphie suffirait à amener le rapprochement et même l'adhésion des deux moitiés de la voûte : de la Faye, Desault, Richerand, Petit, Dieffenbach, Roux, Ribes, Jobert, pour n'en citer que quelques-uns, admettent ce fait. Nous ne nierons pas une certaine diminution de l'écartement, sans toutefois l'admettre comme constante, car ces auteurs apportent sur ce sujet beaucoup plus d'affirmations que d'observations ; quant à la disparition progressive et complète de la fissure, il n'en existe que deux faits, et encore sont-ils rapportés en quelques lignes et sans aucun détail. Mais nous nous réservons de revenir amplement sur ce sujet lorsque nous aborderons l'article *Traitement*.

On voit à travers la fente palatine, la pituitaire des cornets et de la cloison de couleur rouge, ainsi que des mucosités qui descendent incessamment dans la cavité buccale. La cloison s'incurve fortement du côté opposé à la fissure, dans le plus grand nombre des cas, et rétrécit ainsi la narine saine. Mais le bord inférieur du vomer s'étale pour ainsi dire et se porte vers la brèche comme pour suppléer au défaut de cloisonnement. P. Gratiolet dit à ce propos : « Cette tendance du vomer à s'unir à l'un des os maxillaires devient un puissant moyen dont la nature use fréquemment pour combler le vide qui sépare les os maxillaires ; il n'est pas rare, en effet, de voir le vomer courbé sur lui-même à angle droit, devenir en partie horizontal, et former ainsi la partie moyenne de la voûte palatine, en s'articulant, soit avec un seul des os maxillaires, soit avec tous les deux à la fois. »

La muqueuse qui recouvre la cloison est manifestement épaissie, hypertrophiée ; elle mesure au moins

2 millimètres, et même plus, tandis qu'à l'état normal elle a à peine un millimètre d'épaisseur. Que ceci soit la conséquence des frottements anormaux de la langue lors de la phonation ou du contact des matières alimentaires et des boissons, auquel cette partie de la pituitaire est souvent exposée lors de la mastication et du premier temps de la déglutition, peu nous importe ; ce que nous voulons retenir, c'est qu'à ce niveau la pituitaire a augmenté d'épaisseur, qu'elle est rouge et richement vascularisée, conditions qui permettent d'en faire un lambeau vivace pour combler la perte de substance de la voûte.

En arrière, la fissure de la partie osseuse de la voûte se prolonge sur sa partie membraneuse et divise complètement le voile du palais. C'est alors qu'on voit chacune de ses moitiés, rejetée contre les parties latérales du pharynx et semblant atrophiée : elles peuvent même recouvrir plus ou moins l'orifice de la trompe d'Eustache et devenir une cause de surdité temporaire, disparaissant après la staphyloraphie (observation de Dieffenbach, relatée in *Arch. générales de médecine*, 1re série, t. XVIII, p. 437). En même temps que ces moitiés du voile du palais sont rejetées de côté, elles subissent un mouvement ascensionnel, par suite duquel leur partie inférieure s'élève au-dessus du niveau de la portion horizontale de la langue. Quant à la luette, les deux lobules charnus qui la représentent peuvent glisser sur le bord interne de chaque moitié du voile palatin, et se trouver plus haut que son extrémité inférieure; c'est là un effet très-naturel de l'action des muscles palato-staphylins ; on ne remarque pas d'adhérences entre les moitiés du voile du palais et les parties latérales et postérieures du pharynx ou l'amygdale, comme celles qui succèdent parfois à des destructions diathésiques de cet organe : c'est là une condition favorable au succès de la staphyloraphie.

En avant la fente se poursuit à travers l'arcade alvéolaire, passe entre la dent canine et l'incisive externe, et intéresse la lèvre qui devient le siége d'un bec-de-lièvre. Nous passons rapidement sur les particularités que celle-ci offre alors : continuation de la peau avec la muqueuse sur les bords de la solution de continuité, sous forme d'une membrane rosée, position respective de ces bords l'un par rapport à l'autre, adhérence possible de la face postérieure de la lèvre avec la muqueuse gingivale, etc. : ce sont là des faits appartenant à l'histoire des becs-de-lièvre, et sur lesquels nous n'avons garde d'insister. Notons seulement que, quand le bec-de-lièvre accompagne la fissure de la voûte, l'aplatissement du nez est bien plus accusé que lorsqu'il est simple : probablement parce que l'aile du nez, n'ayant plus rien qui relie son angle inférieur et postérieur à la cloison des fosses nasales, cède à l'action musculaire et se laisse attirer en dehors ; probablement aussi à cause de l'atrophie de la branche montante de l'os intermaxillaire. A cette partie antérieure de la fissure, tout l'intérêt se concentre sur l'arcade alvéolaire qui subit des modifications remarquables. Les dents voisines de la fente et surtout l'incisive externe et la canine sont atrophiées, petites, changées de direction, déviées en avant, en partie à cause d'une implantation vicieusement oblique, et en partie aussi par l'effet d'un prognathisme alvéolaire sur lequel nous reviendrons plus loin. Toutes les dents situées du côté où siége la fissure sont moins grosses, moins développées que leurs symétriques du côté opposé ; l'os maxillaire lui-même est moins volumineux : il a éprouvé une légère atrophie.

Les dents occupent leur place habituelle : cependant, dans une observation recueillie par M. Ch. Robin pendant son internat dans le service de M. Nélaton, on voit que la dent incisive externe se trouvait implantée de chaque côté (la fissure était double) sur les parties latérales et non sur la partie inférieure du tubercule médian. L'intervalle qui sépare l'incisive externe de la canine est, en moyenne, de un à un et demi centimètre. La partie du bord alvéolaire qui limite en dedans la fissure est plus ou moins projetée en avant, mais toujours d'une façon bien plus accusée que celle qui en forme la limite externe, et chez qui même cette projection manque souvent : en sorte que si, suivant le conseil qu'avaient donné certains chirurgiens, notamment Dupuytren, on parvenait à rapprocher les deux moitiés de la voûte palatine par une compression exercée dès le jeune âge, méthodiquement prolongée, et pratiquée de chaque côté de la mâchoire supérieure, on n'affronterait pas pour cela les deux moitiés du bord alvéolaire, et le bord interne de la fissure se trouverait toujours situé bien en avant du bord externe.

2° *Fissures unilatérales incomplètes.* — Ce genre de fissures comporte plusieurs variétés portant surtout sur leur plus ou moins d'étendue; tantôt, avec un bec-de-lièvre, on ne trouvera qu'une division du bord alvéolaire, ou encore une division pouvant aller jusqu'au trou palatin antérieur, ou même s'étendant jusqu'auprès du bord postérieur de la voûte palatine, le voile du palais restant indemne, c'est la variété antérieure. Dans ces divers cas, l'écartement est moins grand que celui des fissures complètes, et va diminuant à mesure qu'on s'approche de l'extrémité postérieure de la fissure. Dans d'autres circonstances, la fente commence parallèlement à la ligne médiane, au bord postérieur de la voûte, s'accompagne de division du voile, et s'avance plus ou moins près du bord alvéolaire : c'est la variété postérieure.

Enfin, la partie moyenne de la voûte étant normale, il peut y avoir deux fissures peu étendues, l'une en avant, l'autre en arrière, coïncidant avec un bec-de-lièvre et une division du voile. Nous avons récemment observé cette espèce de fissure sur un enfant du service de M. Bourdon, à la Charité.

Dans les recherches que nous avons faites, nous n'avons pas pu rencontrer d'exemples dans lesquels la voûte seule fût intéressée, le voile du palais et la lèvre restant intacts.

3° *Fissures unilatérales insolites*. — Les plus fréquentes sont celles dans lesquelles la fente, au lieu de commencer entre la dent canine et l'incisive externe, commence entre l'incisive externe et l'incisive interne. A l'article *Pathogénie* nous verrons comment la présence isolite de deux points d'ossification dans l'os intermaxillaire peut nous expliquer cette anomalie.

M. Hulke, chirurgien du King's College Hospital, cite un homme de 40 ans sur qui il pratiqua la staphyloraphie et qui portait en outre une fissure de la voûte, s'arrêtant près du bord alvéolaire : chez cet homme le vomer manquait (*Arch. gén. de méd.*, série V, t. XVIII, p. 649).

M. Broca (*Bull. Soc. de chirurg.*, 2e série, t. III, 1862) a relaté un genre de fissure extrêmement rare. Arrivée entre l'incisive externe et la canine, elle se prolongeait dans le sillon naso-génien et s'arrêtait à 1 centimètre du grand angle de l'œil, séparant manifestement la branche montante du maxillaire de l'os propre du nez. On connaît d'autres faits analogues. Tels sont celui de G. Yater (*Med. Times and Gaz.*, 1852, 2e vol.) et celui souvent cité de Guersant.

II. — Fissures bilatérales.

Elles s'accompagnent constamment d'un bec-de-lièvre double, souvent elles se prolongent jusqu'au voile du palais qui est aussi le siége d'une division ; parfois elles le respectent et même s'arrêtent au trou palatin antérieur. De là leur division en fissures complètes, incomplètes, auxquelles nous joindrons un troisième ordre de fissures, dites insolites.

1° *Fissures bilatérales complètes.* — C'est entre l'incisive externe et la canine de chaque côté, que commence chaque fissure : de là elles vont en convergeant vers le trou palatin antérieur, où elles se réunissent pour former une fente double qui, restant médiane jusqu'à la fin de son trajet, se continue jusqu'au bord postérieur de la voûte palatine, et se prolonge presque toujours sur toute l'étendue du voile. Les deux fentes, s'étendant ainsi du bord alvéolaire au trou palatin, circonscrivent un îlot osseux et charnu formé par la partie médiane de la lèvre supérieure et les deux os intermaxillaires réunis l'un à l'autre, ne tenant plus au reste du corps que par la cloison qui les supporte : on conçoit donc que ce tubercule soit assez mobile. Il est bien difficile que les os intermaxillaires ainsi isolés et sans soutien suffisant restent exactement à la place qu'ils doivent normalement occuper : presque toujours ils subissent un double mouvement de projection en avant et une légère rotation de bas en haut, phénomènes dus à l'action de la langue qui vient pousser le bord alvéolaire des intermaxillaires d'arrière en avant, et qui ont pour effet de les éloigner de la portion fixe des maxillaires supérieurs, de les rapprocher de la partie inférieure du lobule du nez et de diriger plus ou moins en avant les incisives qu'ils portent, ou leurs germes. Lorsque ce mouvement de projection est exagéré, il arrive même que le tubercule médian de la lèvre supérieure contracte des adhérences avec le lobule du nez ; les incisives peuvent se trouver à 2 centimètres et même plus en avant des canines ; c'est cette monstruosité que M. Larcher a décrite sous le nom de Rhinocéphalie.

Sur la face antérieure des os intermaxillaires se trouve un tubercule charnu, plus ou moins atrophié et déformé, représentant la partie médiane de la lèvre supérieure, et se continuant en haut avec la sous-cloison du nez. Au-dessous se voient les dents incisives qui présentent des variétés dans leur nombre, leur direction et leurs qualités. Ainsi, si l'on en trouve ordinairement quatre, il n'est pas rare de n'en trouver que trois et même deux : dans ces deux derniers cas c'est l'une des incisives externes ou ce sont toutes les deux à la fois qui ont omis de se développer, et l'on en retrouve les germes en les cherchant sous la muqueuse. Les incisives, ainsi que les canines limitant en dehors les fissures sont ordinairement petites, à formes mal dessinées, à direction plus ou moins oblique en avant. La cloison des fosses nasales et sa muqueuse sont manifestement hypertrophiées.

L'écartement qui sépare les os maxillaires supérieurs des intermaxillaires est variable ; en général il est plus considérable du côté gauche que du côté droit : on conçoit qu'il soit d'autant plus grand que ceux-ci sont plus projetés en avant. Pas toujours cependant ; car, dans l'observation de M. Ch. Robin, déjà citée, on voit que « les os maxillaires s'étant rapprochés avaient pris en grande partie la place des os intermaxillaires, d'où il résultait que le tubercule osseux se trouvait forcément sur un plan antérieur aux lèvres elles-mêmes. En repoussant ce tubercule en arrière avec les doigts, on était arrêté par les os maxillaires. Dans la thèse de M. Thévenin (thèse de Paris, 1866, n° 230), je trouve un fait analogue ; le tubercule médian ne pouvait être refoulé entre les maxillaires supérieurs. M. Giraldès attribue ceci à une hypertrophie des os intermaxillaires.

En arrière du trou palatin antérieur, les deux fentes réunies et devenues médianes, se continuent jusqu'au bord postérieur de la voûte palatine, se prolongeant le plus souvent sur le voile du palais. C'est dans cette partie postérieure que la largeur de la fissure est le plus grande, quelquefois même elle est assez large pour que la voûte ne soit plus représentée, de chaque côté, que par une crête longitudinale peu considérable, suivant la face interne des os maxillaires, et se continuant en arrière avec chaque moitié du voile du palais. Dans le cas de fissure unilatérale, la fente ne faisait communiquer la bouche qu'avec une seule des fosses nasales : ic c'est avec les deux qu'elle communique, et l'on voit en arrière des intermaxillaires le bord inférieur de la cloison isolée au milieu de la fente, rougeâtre, toujours plus volumineuse qu'elle ne le serait à l'état normal, saillante, et pouvant même tracer sur la langue un sillon plus ou moins profond.

2° *Fissures bilatérales incomplètes.*—Elles n'existent guère qu'à la partie antérieure de la voûte, et je n'ai trouvé qu'un exemple de fissure qui, partant du voile du palais, et s'arrêtant avant d'arriver au bord alvéolaire, ait fait communiquer la bouche avec les deux fosses nasales à la fois, et laissé libre le bord inférieur de la cloison. Cette variété postérieure a été rencontrée par Langenbeck (*Langenbeck's Archiv*, t. II, p. 267).

Si l'on juge de leur fréquence par le nombre d'observations qu'on en trouve, elles seraient assez rares. Celles que nous connaissons sont de MM. de la Faye (Mém. de l'Acad. royale de chirurgie, t. III, p. 181) ; Mirault d'Angers (Mém. sur l'op. du bec-de-lièvre, p. 15) ; Forget (Société de chir. 1854) ; Richet (Soc. de chir. 1861) ; Depaul (id.). A ces cinq faits ajoutons celui qui a fourni à M. Broca l'occasion de pratiquer pour la première fois la suture osseuse dans le cas de bec-de-lièvre compliqué.

A part l'intégrité du voile du palais et de la partie postérieure de la voûte, ces fentes ne diffèrent pas notablement des fissures complètes : la projection en avant du tubercule médian ne semble même que peu modifiée malgré la fixité de la cloison qui se trouve bridée par la partie postérieure de la voûte palatine. Cependant, ce tubercule est moins mobile, et l'espace qui le sépare des maxillaires peut être moins considérable.

3° *Fissures bilatérales insolites.* — Il peut arriver que l'une des fissures qui, régulièrement, doit être limitée à son bord externe par la dent canine le soit par la dent incisive externe que l'on trouve implantée à côté de la canine. Les exemples en sont rares ; mais ils doivent être assimilés aux cas précédemment cités de fissures unilatérales commençant entre l'incisive externe et l'incisive moyenne, et leur mode de production ne peut être expliqué que par la présence insolite de deux points d'ossification dans l'os intermaxillaire.

La fissure bilatérale peut se compliquer, soit d'un seul côté (fait de M. Hallez déjà cité), soit des deux côtés (fait de M. Guersant figuré in Dict. de méd. et de chir. prat., art. *Bec-de-lièvre*) d'une fissure séparant l'aile du nez de la joue; dans le cas de M. Guersant, chaque division latérale des lèvres se prolongeait en contournant la narine, et arrivait ainsi jusqu'à la paupière inférieure qu'elle divisait.

III.— Fissures médianes.

Elles sont extrêmement rares, aussi serons-nous très-bref à leur endroit. Nous ne parlerons pas des cas dans lesquels l'os intermaxillaire fait défaut, car alors ce ne sont plus des fissures de la voûte palatine, mais bien le genre de difformité connue sous le nom de gueule-de-loup.

Velpeau, parlant des divisions de la voûte palatine (*Anat. chir.*, t. I, p. 330), dit : « Il est possible que cette fente s'étende d'un bout à l'autre sans quitter la ligne médiane. » Nous ne demandons pas mieux que d'admettre la possibilité du fait, mais gardons-nous de croire à sa réalité. Je n'ai pu, en effet, rencontrer un seul fait de fissure médiane intéressant la voûte palatine en toute sa longueur, à moins qu'avec elle ne coexiste, ainsi que Meckel l'a observé, une fissure latérale. Dans les rares exemples que l'on connaît, la fissure n'a pas dépassé le trou palatin antérieur. Elle commence sur la ligne médiane, entre les deux incisives moyennes, correspond à un bec-de-lièvre médian, présente une largeur médiocre et s'étend fort peu en arrière. Les faits de ce genre que nous connaissons ont été rapportés par Himly et Nicati.

En même temps que cette fissure médiane, peut exister une fissure latérale. Meckel (*Journ. complém. du dict. des sciences méd.*) rapporte l'histoire d'un fœtus monstrueux chez qui « l'os intermaxillaire gauche est manifestement séparé du reste de la mâchoire supérieure, situé à gauche du frein de la lèvre, et non adhérent à celui du côté droit. Il est distant d'environ 2 lignes du reste de l'os maxillaire supérieur gauche, et contient les germes des deux dents canines gauches. La portion palatine de l'os maxillaire supérieur gauche est séparée de la droite dans toute sa longueur. Les parties molles du palais sont aussi fendues, etc. »

M. Hamy cite deux faits de fissure triple; l'un emprunté à Leuckart, l'autre à M. Hallez; les os intermaxillaires se trouvaient séparés à la fois l'un de l'autre, et des os maxillaires proprement dits. Ici donc, à la fissure médiane venaient se surajouter deux fissures latérales.

Nous ne pouvons pas quitter cette partie anatomo-pathologique de notre sujet sans signaler la coïncidence possible d'autres vices de conformation, ni sans parler de ces vestiges de fissures qu'on rencontre parfois, et qui sont généralement attribués à une guérison spontanée, s'étant effectuée avant la naissance. Nous ne ferons que signaler ces deux points qui, n'offrant aucun intérêt pratique, n'ont pour le chirurgien d'autre attrait que celui de la curiosité satisfaite.

C'est souvent du côté des centres nerveux que se rencontrent les vices de conformation concomitants ; ceux que nous allons signaler semblent être les plus fréquents. Ainsi, Tiedemann, dans un mémoire sur les vices de conformation du cerveau, publié en 1824 (*Journal complément. des sciences médicales*), a appelé l'attention sur la coïncidence de l'absence des nerfs olfactifs avec les malformations de la bouche. Il rapporte trois exemples de double fissure palatine avec bec-de-lièvre double, dans lesquels il y avait absence des nerfs olfactifs, défaut plus ou moins complet de la voûte à trois piliers, et fusion des hémisphères cérébraux. M. Dubreuil (*Gaz. méd.*, 1835) relate le fait d'un enfant mâle venu à terme, ayant vécu trois heures, qui portait une division du voile du palais avec double fente de la voûte palatine et de la lèvre supérieure. Les hémisphères cérébraux étaient adhérents dans l'étendue du quart antérieur de leur face interne. Le corps calleux, le septum lucidum, la voûte à trois piliers et les nerfs olfactifs n'existaient pas. M. Davaine (Bull. Soc. biolog., 1849) sur un fœtus abortif de cinq mois environ, et chez qui, il est vrai, il y avait, non pas une fissure, mais une absence des intermaxillaires, de la voûte et du voile du palais, ainsi que du vomer, trouva les hémisphères cérébraux réunis en un seule globe, les ventricules formant une vaste et unique cavité, et constata l'absence de nerfs olfactifs et de trous sur la lame criblée de l'ethmoïde pour leur passage.

Les cinq faits qui précèdent sont assez significatifs, et prouvent qu'avec les vices de conformation de la voûte palatine, ceux du système nerveux consistant spécialement en: absence des nerfs olfactifs, soudure des hémisphères cérébraux, absence du trigone cérébral, coïncident peut-être plus fréquemment que ceux qui siégent en d'autres points de l'organisme. La colonne vertébrale, les membres peuvent certainement présenter des anomalies diverses, coïncidant avec celles de la voûte palatine et des lèvres, mais leur description nous entraînerait trop loin et nous ferait sortir de notre sujet; qu'il nous suffise donc d'avoir signalé leur existence.

Nous avons dit que, chez certains sujets, on rencontrait sur la voûte palatine des traces que l'on a interprétées par la guérison spontanée d'une fissure pendant la vie intra-utérine. Dans ces cas, on remarque : du côté de la lèvre ou un bec-de-lièvre ou une apparence de cicatrice analogue à celle que laisse la cheiloraphie, bien que les commémoratifs ou le peu de temps qui sépare de l'époque de la naissance, soient là pour protester contre l'hypothèse d'une opération. Sur la voûte palatine, on observe : une dépression allongée, suivant le trajet bien connu des fissures congénitales; elle commence ordinairement entre l'incisive externe et la canine, qui sont peu développées, plus écartées l'une de l'autre qu'à l'état normal. Le bord alvéolaire est déprimé, affaissé à ce niveau. Sur le trajet de la dépression, la muqueuse est plus pâle que dans le voisinage, moins épaisse, mais cependant soutenue par un plan osseux. De troubles fonctionnels point, ou alors ceux du bec-de-lièvre, s'il coexiste. M. Rennert (de Bergerac) a communiqué des faits de ce genre à l'Académie de médecine, en 1848. Dans l'un d'eux, il y avait cicatrice congénitale et de la lèvre et de la voûte palatine; dans un autre, il y avait cicatrice congénitale de la lèvre, du bord alvéolaire et de la voûte à gauche, mais le voile palatin était divisé.

Les faits de ce genre sont assez rares pour que je me permette d'en rapporter un que j'ai rencontré pendant mon internat dans le service de mon excellent maître, M. le professeur Gosselin.

« Le nommé Leclaud, âgé de 17 ans, entre le 14 octobre 1872 à l'hôpital de la Charité, salle Sainte-Vierge, n° 32, pour une affection d'origine traumatique. En l'examinant, nous trouvons à la lèvre supérieure la cicatrice d'un bec-de-lièvre située à droite, dont le malade fut opéré par M. Foucher à l'âge de 12 ans. Avant l'opération, on arracha l'incisive externe droite qui faisait saillie en avant; l'autre incisive droite est atrophiée, mais le bord alvéolaire est très-fortement déprimé, a presque disparu. On ne remarque pas de projection en avant de sa partie intermaxillaire. On constate, sur la voûte palatine, une dépression linéaire, oblique d'avant en arrière, de dehors en dedans, commençant en dedans de la canine droite pour aboutir au trou palatin antérieur. En arrière de ce point, la voûte présente son aspect normal. La muqueuse est plus pâle au niveau de la cicatrice, semble amincie, est déprimée, et sous elle on constate la présence d'une couche osseuse. Pas de troubles fonctionnels. Il n'y a que cinq ans que ce malade fut opéré pour son bec-de-lièvre, et il se souvient fort bien qu'auparavant, il ne portait aucune fente palatine, que les aliments et les boissons ne sortaient jamais par le nez. Il y a donc eu ici cicatrice congénitale d'une fissure unilatérale incomplète de la voûte, mais persistance de la division de la lèvre supérieure qui fut opérée. »

M. Trélat a présenté, en 1867, à la Société de chirurgie un homme chez qui il supposait exister une réparation du voile du palais et de la voûte postérieure à la naissance de plusieurs années. Mais ce fait semble si extraordinaire, que M. Trélat lui-même dit « qu'il y a lieu de rester dans une certaine réserve. » Nous suivrons son conseil.

L'interprétation de ces faits, celui de M. Trélat excepté, est assez facile. Admettons un retard dans la fusion de l'intermaxillaire avec le maxillaire supérieur de son côté, que va-t-il se passer ? Chacun de ces os va se développer isolément, ainsi que la muqueuse qui le recouvre. Supposons maintenant qu'à une période tardive de la vie intra-utérine, la fusion des pièces osseuses, retardée pendant quelque temps, vienne enfin à s'effectuer ; la fissure de la voûte sera évitée, c'est vrai, mais la partie de la voûte nouvellement formée entre l'os intermaxillaire et le maxillaire supérieur, par suite de leur rapprochement tardif, en retard dans son évolution, n'a pas eu le temps de subir un développement aussi complet que celui qu'ont subi les parties primitivement existantes et isolées de l'intermaxillaire et du maxillaire supérieur. C'est pourquoi cette partie de nouvelle formation est moins épaisse, moins vascularisée, et présente un aspect cicatriciel, bien que, à vrai dire, il n'y ait là aucune trace de tissu cicatriciel, mais seulement une couche muqueuse et osseuse moins complètement développée que les couches voisines.

J'ajoute qu'on ne saurait confondre ces apparences cicatricielles congénitales avec celles qui sont dues à l'aplasie lamineuse envahissant, ainsi qu'elle le fait parfois, la lèvre et la voûte palatine ; car cette dernière affection n'est jamais congénitale, tant s'en faut ; elle ne suit pas le trajet caractéristique des fissures, envahit d'autres parties de la face, et, de plus, s'accompagne de phénomènes sensoriels que nous ne retrouvons jamais ici.

ETIOLOGIE ET PATHOGÉNIE.

Depuis que M. Coste a démontré, pièces en main, quel est le mode constant du développement de la face aux diverses périodes de la vie embryonnaire, le doute n'est plus permis, et il n'y a qu'une théorie qui puisse satisfaire l'esprit, c'est celle de l'arrêt du développement. Avant ses travaux, l'obscurité la plus complète régnait sur la pathogénie de l'infirmité qui nous occupe, et qu'on a attribuée successivement aux causes les plus diverses et souvent les plus bizarres. Contentons-nous d'en citer quelques-unes :

1° L'influence de l'imagination de la mère, une frayeur pendant la grossesse. Mais, comme le fait remarquer M. Giraldès dans ses Leçons cliniques, pour que cette hypothèse paraisse acceptable, il faudrait au moins que l'intervention de la cause invoquée ait agi avant la formation des diverses parties constituantes de la bouche. Or, d'après M. Coste, cette formation est faite dès le second mois de la vie fœtale. Par conséquent, toutes réserves posées, il serait indispensable d'établir que, dans les cas de fissures et de becs-de-lièvre attribués à une cause agissant sur l'imagination de la mère, son influence s'est exercée dans le premier ou, au plus tard, le second mois de la gestation. Or, ce n'est guère à ce moment que l'on rapporte les troubles d'imagination ou les frayeurs de la mère.

2° Les violences que le fœtus se ferait à lui-même avec ses mains (Jourdain) ou les violences extérieures exercées sur le ventre de la femme enceinte.

3° Les adhérences accidentelles du fœtus avec le cordon ou les membranes qui, pour avoir été constatées très-exceptionnellement, ne sauraient servir à expliquer la généralité des cas (Isid. Geoffroy-St-Hilaire).

4° Les maladies fœtales (Velpeau).

5° Osiander supposait un liquide tombant du crâne dans les fosses nasales, en passant à travers la lame criblée de l'ethmoïde et produisant par sa chute l'écartement des maxillaires.

Inutile de réfuter ces hypothèses, rien ne les confirme; elles tombent d'elles-mêmes, faute de preuves pour s'étayer. Passons à d'autres plus sérieuses.

6° L'hérédité a bien certainement une influence. M. Demarquay, dans un travail sur le bec-de-lièvre (*Gaz. méd.*, 1845) a cité un certain nombre de faits qu'on ne peut révoquer en doute, et, dans certains d'entre eux, le bec-de-lièvre coexistait avec la fissure de la voûte. D'autres faits d'hérédité se trouvent épars dans les recueils d'observations. Ainsi, nous trouvons dans la *Gazette des hôpitaux* (n° du 1er juin 1847), que Roux vit à l'Hôtel-Dieu une fillette de cinq ans atteinte de fissure unilatérale et complète du côté droit avec bec-de-lièvre et division du voile du palais; le père et l'aïeul paternel ont été affectés de la même difformité; son frère et ses deux sœurs ne sont pas tout à fait dans le même cas, mais ils portent des traces d'une réunion tardive; en un mot, des cicatrices congénitales. Nous ne contesterons donc pas l'influence de l'hérédité, ne l'admettant toutefois que pour un nombre de cas assez restreint.

7. Haller, Autenrieth crurent qu'un arrêt d'ossification amenait consécutivement la destruction des parties molles, et, par conséquent, la fissure et le bec-de-lièvre. Cette théorie suppose donc que la réunion des bourgeons incisifs qui fournissent à la fois les os intermaxillaires et la partie moyenne de la lèvre supérieure avec les bourgeons mandibulaires supérieurs ou latéraux, s'effectue primitivement dans toutes les circonstances, même chez les embryons qui auront plus tard une fissure et un bec-de-lièvre, et que, par la suite seulement, lorsque l'ossification consécutive a fait défaut, un travail régressif amène la perte de substance de la lèvre et de la muqueuse palatine. Or, si je viens prouver que le défaut d'ossification n'entraîne nullement comme conséquence la perte de substance des parties molles, que devient cette théorie? Elle tombe nécessairement. Eh bien ! on connaît actuellement bon nombre d'exemples de défauts d'ossification dans la voûte palatine sans que, pour cela, il y ait perte de substance de la lèvre ou de la muqueuse palatine. J'en cite deux des plus concluants, le dernier surtout.

Le premier est tiré de la thèse de M. Boynier (Th. de Paris, 1859, n° 71). « Sur la tête d'un enfant d'un mois environ, le bord alvéolaire présente un arrêt de suture du côté gauche. La fissure se continue vers le milieu du palais; mais ce n'est point là une fissure du palais proprement dite, car il n'y a point communication entre la cavité buccale et les fosses nasales; c'est plutôt un arrêt d'ossification de la voûte palatine, car les lames horizontales du maxillaire supérieur limitent un espace assez restreint, dont les bords sont reliés par un voile membraneux qui complète le cloisonnement de la voûte palatine et supplée au manque d'ossification. Du côté gauche aussi, une petite partie de la voûte palatine, ovalaire et symétrique, n'est point encore ossifiée, et il existe également une membrane de même nature. » D'autre part, Velpeau (*Anat. chirurg.*, t. I, p. 330) rapporte le fait suivant : « Sur un cadavre, à l'École pratique, je ne trouvai ni portion horizontale de l'os palatin, ni apophyse palatine du maxillaire. La membrane palatine avait le double de son épaisseur naturelle, et la dureté du fibro-cartilage; celle du plancher des narines était dans le même état. Elles étaient séparées l'une de l'autre par un espace de 1 ligne 1/2 qui formait une cavité sans ouverture entre la bouche et les fosses nasales. » Comment, en présence de ces deux faits — et ils ne sont pas uniques — admettre qu'un arrêt d'ossification amène la destruction des parties molles à son niveau?

8° *Théorie de l'arrêt de développement.* — Harvey, dès 1737, avait écrit à propos du bec-de-lièvre : « Nisi fallor, multi nascuntur cum labio superiori fisso, quia in « fœtus humani formatione superiora labia tardissime « coalescunt. » (*Exercitationes de generatione animalium*, t. XIX, p. 320 ; Lugd. Batav., 1737). Blumenbach professait que chaque organe, depuis son origine jusqu'à son développement complet, passe par une série de formes différentes ; mais, si le travail de formation, le *nisus formativus*, s'arrête pour un ou plusieurs organes, le fœtus naîtra avec cet organe dans l'état d'imperfection où il aura été abandonné. Dès lors, la théorie de l'arrêt de développement, entrevue par Harvey, se trouvait formulée; mais rien ne l'asseyait encore sur les bases solides que l'illustre professeur du Collége de France a su lui donner par ses découvertes sur le développement de l'embryon en général et de la face en particulier. On me permettra, je l'espère, d'exposer ici, aussi brièvement que possible, l'état actuel de nos connaissances sur ce point d'embryogénie; l'intelligence de l'origine des vices de conformation de la voûte palatine en sera singulièrement facilitée.

Quinze jours environ après la fécondation, alors que la moelle et les trois cellules cérébrales représentant les lobes cérébraux, les tubercules quadrijumeaux, le cervelet et le bulbe sont nettement accusées, et qu'autour de cet axe nerveux se dessinent, pour la moelle, les vertèbres rachidiennes, pour les cellules cérébrales, les trois vertèbres crâniennes, on voit poindre de chaque côté de ce rudiment de squelette et sur toute sa longueur, un certain nombre de bourgeons ou de lames qui, bientôt, en se développant, s'accolent à leurs voisins, en même temps que, s'avançant vers la ligne médiane, ils s'unissent à ceux du côté opposé, et forment de la sorte les parois de la cavité abdominale et de la cavité thoracique. A la face et au cou, ces bourgeons restent pendant quelque temps nettement séparés les uns des autres par des fentes parallèles; de là le nom d'arcs branchiaux, de fentes branchiales, qui fut assigné par Rathke à ces parties; de là aussi, par suite d'une grossière ressemblance avec les branchies des poissons, l'un des points de départ d'une théorie d'origine germanique qui fait passer l'homme et les mammifères pendant la vie embryonnaire par tous les degrés successifs de l'échelle animale.

Voyons avec quelques détails, puisque c'est là le seul point de l'embryogénie qui intéresse spécialement notre sujet, comment se comportent les bourgeons de la face et à la suite de quelles modifications ils arrivent à circonscrire et à limiter la bouche et les fosses nasales.

On remarque au quinzième jour un bourgeon médian et impair, de forme conique, et dont la base répond à la cellule cérébrale antérieure. De chaque côté de ce bourgeon médian se développe un bourgeon latéral, primitivement simple, mais qui ne tarde pas à devenir bifide : sa moitié inférieure s'unissant à la moitié inférieure du bourgeon de l'autre côté, formera le maxillaire et la lèvre inférieurs ; cette réunion est effectuée au vingt-huitième jour de la vie intra-utérine. La branche de bifurcation supérieure ne s'unira pas directement à celle de l'autre côté pour former la mâchoire supérieure ; elle en est séparée par un prolongement du bourgeon frontal.

En effet, M. Coste a établi que, vers le 25e jour de la vie embryonnaire, la partie inférieure du bourgeon frontal donne naissance à deux bourgeons plus petits, appelés incisifs, et qui, se glissant comme un coin entre les deux bourgeons mandibulaires supérieurs, les empêchent de s'unir directement l'un à l'autre, mais viennent leur servir de trait d'union en se fusionnant à eux vers le 35e jour. A ce moment donc, la lèvre supérieure et la partie alvéolaire du maxillaire supérieur sont seuls formés, et la cavité buccale communique toujours avec celle des fosses nasales. Mais bientôt le bourgeon frontal émet un feuillet nouveau, dirigé verticalement, à qui est dévolu le rôle de former la cloison des fosses nasales; à sa rencontre vient et de droite et de gauche un feuillet horizontal fourni par la partie alvéolaire déjà formée du maxillaire supérieur, et la conséquence de la rencontre et de la soudure du feuillet vertical avec les deux feuillets horizontaux est le cloisonnement des fosses nasales et leur séparation d'avec la cavité buccale, phénomène qui est terminé pour la fin du second mois.

Pendant que s'achève ce travail de séparation et de cloisonnement, l'ossification a commencé ; mais, remarquons-le une fois pour toutes, elle est toujours plus précoce et plus avancée du côté droit que du côté gauche, ce qui nous fera comprendre que les vices de conformation de la voûte palatine soient bien plus fréquents à gauche qu'à droite.

Au 40e jour apparaît un point d'ossification situé au niveau de la partie postérieure du bord alvéolaire: en se développant, il formera la pièce dite molaire. Du 45e au 50e jour, apparaît dans chaque bourgeon incisif un point d'ossification qui va former à ses dépens l'os intermaxillaire. Suivant Leuckart, ce point serait double pour chaque bourgeon incisif; selon M. Hamy, auteur d'un travail connu sur l'os intermaxillaire, et que nous aurons plusieurs fois l'occasion de citer, le point d'ossification serait presque toujours unique, et ce n'est qu'exceptionnellement qu'on le rencontrerait double. Nous insistons un peu sur cette duplication possible du noyau d'ossification de l'intermaxillaire, car elle nous sert à interpréter le mode de formation de certaines fissures insolites de la voûte palatine aboutissant entre l'incisive interne et externe, au lieu de se terminer, comme elles le font ordinairement, entre l'incisive externe et la canine. Or, ces fissures insolites resteraient pour nous inexpliquées et inexplicables, s'il n'était démontré que, parfois, l'os intermaxillaire possède un double centre d'ossification.

Outre ces deux noyaux osseux qui, en se développant, vont former, l'un la pièce molaire, l'autre les intermaxillaires, il s'en développe deux nouveaux. D'abord, un troisième point intermédiaire aux deux précédents formera la pièce dite palatine, de telle sorte qu'en procédant d'arrière en avant, nous rencontrons dans chaque moitié de la mâchoire supérieure trois pièces osseuses : la pièce molaire, la pièce palatine et l'os intérmaxillaire. Enfin, le quatrième point d'ossification vient se loger dans l'espace resté libre entre l'os intermaxillaire et la pièce molaire, il constitue la pièce canine, portera la dent canine, et s'étend en hauteur jusqu'au trou sous-orbitraire qu'il circonscrit inférieurement.

Mais voilà assez de détails sur ces points d'ossification qu'il était indispensable de connaître. Voyons maintenant quelle forme a acquis l'os intermaxillaire.

Une fois développé, on le trouve formé de deux parties ou lames : une lame horizontale commençant à l'épine nasale qu'elle constitue, s'étend jusqu'à l'angle externe de l'orifice nasal ; là, elle donne naissance à une lame verticale qui va se joindre à la pièce canine et à la branche montante du maxillaire, et contribue ainsi à former en dehors l'orifice osseux de la fosse nasale. En arrière, les intermaxillaires se terminent au niveau du trou palatin antérieur. Au 4e mois de la vie embryonnaire, leur branche montante se fusionne avec la pièce canine; c'est donc en ce point qu'ils commencent à s'unir aux os voisins. Mais, au moment de la naissance, la branche horizontale de l'os n'est pas encore complètement soudée aux os maxillaires; on le reconnaît à l'existence d'une suture partant un peu en arrière de l'interstice de la canine et de l'incisive externe, se dirigeant d'avant en arrière et de dehors en dedans, pour aboutir au trou palatin antérieur. Ce ne serait guère que vers l'âge de deux ans que l'os intermaxillaire cesserait dans toute son étendue d'être isolé et ne pourrait plus, en aucun point, être séparé des parties osseuses voisines, même par l'action des acides. Néanmoins, il reste assez fréquemment chez l'adulte une trace accusatrice de l'indépendance primitive de l'os intermaxillaire, se traduisant par une suture visible à la voûte palatine. M. Hamy dit à ce sujet que « Nicati, sur 180 crânes de toute race qu'il a examinés dans diverses collections, l'a trouvé 120 fois, et que lui-même, sur 200 crânes français orthognathes ou peu prognathes, l'a 104 fois rencontré. »

Si, maintenant, nous examinons attentivement l'état d'un enfant atteint d'une fissure bilatérale complète, pour rendre l'exemple plus frappant, n'avons-nous pas lieu d'être surpris de la profonde analogie qui existe entre lui et un embryon de quarante à cinquante jours? Chez l'un comme chez l'autre, la bouche communique largement avec les fosses nasales, la cloison est libre et pendante, la lèvre supérieure formée de trois parties distinctes et isolées. Il y a donc chez cet enfant, du côté de la lèvre, de la voûte et du voile du palais, une persistance de l'état embryonnaire que le développement normal de la face aurait dû faire disparaître; mais ce travail de développement, ce nisus formativus a fait défaut, et l'enfant conserve une voûte palatine, une lèvre et un voile du palais, tels qu'ils étaient, sauf les dimensions, au commencement de la période embryonnaire. Il y a donc eu un arrêt de développement, et c'est ce phénomène d'arrêt qui va nous servir à interpréter toutes les variétés de fissures que nous avons précédemment décrites.

S'il se limite à un seul côté de la voûte, c'est le plus souvent du côté gauche parce que, chez l'embryon, le travail d'évolution est toujours bien plus précoce à droite qu'à gauche. Alors, tandis qu'à droite les bourgeons incisifs réunis s'unissent à la branche supérieure de bifurcation du bourgeon mandibulaire, tandis que la lame horizontale émanant de la partie alvéolaire du maxillaire supérieur se soude à la cloison des fosses nasales, descendant du bourgeon frontal sous forme d'une lame verticale, à gauche ce travail fait défaut, et il reste une fissure entre ces diverses parties. Limitée à sa partie antérieure et en dedans par l'os intermaxillaire du bourgeon incisif, elle ne peut que suivre son bord externe, commence en dehors de l'incisive externe, en dedans de la dent canine, et se diriger obliquement vers le trou palatin antérieur, puis de là suivre une direction antéro-postérieure limitée en dedans par l'angle que forme la réunion du bord inférieur de la cloison des fosses nasales avec le bord interne de la portion palatine du maxillaire supérieur du côté opposé et de la portion horizontale de l'os palatin.

L'arrêt de développement n'est-il que partiel : alors nous n'avons qu'une fissure incomplète et qui intéresse ou la partie postérieure de la voûte et le voile du palais, ou la partie antérieure de la voûte et la lèvre, suivant que c'est en arrière ou en avant que le travail de rapprochement a fait défaut. Il peut même arriver que ce ne soit que la partie la plus antérieure du bourgeon incisif, celle qui formera seulement la partie moyenne de la lèvre supérieure, qui ne s'unisse pas à la partie superficielle du bourgeon mandibulaire supérieur, et alors il se produit un bec-de-lièvre simple.

Supposons maintenant que l'arrêt du développement se manifeste également sur l'un et l'autre côté, et nous verrons se produire la fissure bilatérale, soit complète, soit incomplète, s'il s'est borné à entraver l'union des bourgeons incisifs avec les bourgeons mandibulaires supérieurs, laissant les pièces constitutives de la partie postérieure de la voûte et du voile du palais se réunir comme à l'état normal.

Il résulte de ce qui précède que la partie intermaxillaire de la voûte palatine, n'étant pas reliée aux parties voisines, soutenue uniquement par le vomer, jouit d'une certaine mobilité que l'on constate en effet après la naissance; ce peu de fixité devient la cause prédisposante de nouveaux désordres. Nous avons signalé, en effet, la projection en avant, plus ou moins accentuée, des os intermaxillaires; on ne peut l'attribuer qu'à leur mobilité insolite agissant comme cause prédisposante et aux mouvements de la langue, à la pression qu'elle exerce constamment en avant contre les bords alvéolaires, agissant comme cause déterminante. Si la fissure est unilatérale, la mobilité des os étant moins grande, on conçoit que la projection en avant sera moins accusée. Il se produit donc à la longue un véritable prognathisme accidentel, pathologique, analogue quant à son origine au prognathisme normal, ethnique, qu'on observe chez certaines races humaines et qui, d'après M. Broca, aurait été aussi l'un des attributs de l'homme primitif, antérieur à la formation des couches du diluvium. Chose remarquable, dans l'un et l'autre cas, c'est par un mécanisme analogue, presque identique, que ce résultat se produit; chez les enfants de race caucasique et mal conformés dont nous nous occupons, il y a séparation des diverses pièces constitutives de la mâchoire supérieure; chez les enfants des races nègre, australienne, néo-calédonienne, il existe à l'état normal un retard dans la soudure des os intermaxillaires avec les maxillaires supérieurs, et les sutures qui les unissent leur laissent assez de mobilité pour que le prognathisme, normal chez ces races, puisse se produire. En effet, tandis que, chez l'enfant blanc, l'os intermaxillaire a déjà, dans sa partie antérieure, opéré sa jonction avec le maxillaire supérieur au moment de la naissance, pour la terminer complètement avant la fin de la seconde année, chez l'enfant de race nègre, australienne, néo-calédonienne, etc., ce travail d'ossification est bien plus en retard, et l'on voit encore des sutures manifestes entre ces os à l'âge de cinq et six ans. De là ce prognathisme normal qui entraîne avec lui une augmentation du diamètre antéro-postérieur de la voûte palatine, s'accusant de plus en plus après la naissance, et atteignant jusqu'à 1 et 1 centimètre 1/2. Gratiolet invoquait un autre mécanisme pour expliquer la production du prognathisme alvéolaire en cas de division de la voûte. D'après lui (supposons une fissure à gauche), le maxillaire droit subissait une véritable hypertrophie aux dépens du maxillaire gauche, et le léger manque d'équilibre qui existe originellement entre les forces plastiques des deux moitiés latérales du corps continuant à se faire sentir, l'asymétrie augmentait.

Cette projection en avant des os intermaxillaires provoque, comme conséquence inévitable, l'allongement du vomer qui les supporte. L'hypertrophie de la muqueuse qui le tapisse peut être attribuée, avons-nous dit déjà, et aux frottements anormaux de la langue, et au contact insolite des matières alimentaires et des boissons.

Nous avons signalé des fissures rares, commençant entre les deux incisives d'un côté, l'incisive externe se trouvant accolée à la dent canine du même côté. Il faut admettre, dans l'espèce, qu'il existait un double point d'ossification pour l'os intermavillaire, ce dont Leuckart a constaté des exemples; que le point d'ossification externe de cet os s'est réuni à la pièce canine, est resté distinct du point d'ossification interne, et que, consécutivement à l'absence de fusion entre ces deux points d'ossification, il y a eu ou déchirure, ou résorption des parties molles qui les unissaient.

L'interprétation des fissures médianes est bien moins hypothétique. Nous avons vu qu'elles ne dépassaient point le trou palatin antérieur; nous avons vu aussi que les deux bourgeons incisifs étaient primitivement distincts l'un de l'autre: or, si l'on suppose que ces deux bourgeons, pour une cause quelconque, restent séparés l'un de l'autre, il persistera entre eux une fente constituant la fissure médiane.

Quant à ces fissures extrêmement rares et compliquées qui se prolongent sur les parties latérales du nez et jusqu'à la paupière inférieure, contentons-nous de dire qu'on les attribue généralement à l'absence de la pièce canine; cet os n'étant pas là pour réunir, en avant, les parties de la face qui se trouvent fournies par les prolongements du bourgeon médian avec celles que fournit le bourgeon mandibulaire supérieur, la fissure nasogénienne est formée.

Malheureusement, on n'a pas dit le dernier mot quand on a démontré que la cause des fissures palatines réside en un arrêt de développement. Pourquoi cet arrêt? Faut-il l'attribuer à l'allongement du vomer ou à une lésion des centres nerveux, ou au rachitisme, à l'hydrocéphalie, ou encore à une grosseur insolite de la langue chez le fœtus? L'allongement du vomer est réel, et nous l'avons noté précédemment; mais il nous semble être bien moins un phénomène primitif qu'un phénomène consécutif à l'éloignement des os intermaxillaires qu'il supporte.

La coexistence des lésions des centres nerveux a été vue quelquefois; certaines que nous avons relatées semblent plus fréquentes que d'autres : telles sont l'absence des nerfs olfactifs, l'union des deux lobes cérébraux et l'absence de la voûte à trois piliers. Mais, en somme, elles sont rares, très-rares, et même existassent-elles dans tous les cas, qu'elles ne pourraient pas nous rendre compte de l'arrêt de développement que nous observons. Blumenbach, Gœthe, Spix ont vu des fissures chez des rachitiques, des hydrocéphales : on conçoit que le rachitisme et l'hydrocéphalie aident à produire l'écartement des os de la voûte; mais ce ne sont encore là que des faits exceptionnels. Le développement exagéré de la langue a été parfois constaté. M. Pitet en a présenté un exemple à la Société anatomique (16e année, p. 209); mais il manque presque toujours. Concluons donc en admettant comme vraie et nettement démontrée la théorie de l'arrêt de développement, mais en confessant notre entière ignorance sur les causes qui le provoquent dans la généralité des cas.

SYMPTOMATOLOGIE.

Les symptômes sont de deux ordres : les uns sont fournis par la constatation de l'état anatomique dans lequel se trouvent et la voûte palatine et les parties voisines ; les autres se tirent de l'étude des modifications apportées aux diverses fonctions à l'accomplissement desquelles elle coopère : donc, signes anatomiques ou objectifs, et signes physiologiques ou fonctionnels et subjectifs.

Les premiers nous sont déjà connus et ont été suffisamment étudiés lorsque nous décrivions les divers genres de fissures, pour qu'il soit inutile d'y revenir ici ; on n'aura qu'à se reporter à la première partie de ce travail pour connaître ce que l'examen de la voûte peut faire voir en cas de difformités congénitales, et pour savoir quels sont les désordres correspondant à chacune de leurs variétés. Passons donc à l'énumération des symptômes fonctionnels. Nous prendons comme types ceux qu'on trouve dans la fissure unilatérale complète, nous réservant de dire chemin faisant les modifications qu'ils peuvent éprouver dans les autres variétés de fissures.

A l'état physiologique, et à partir de la seconde enfance pour certains d'entre eux, la voûte palatine joue un rôle variable dans divers actes fonctionnels tels que : la succion, le premier temps de la déglutition, la mastication, la phonation, l'olfaction, le sifflement et l'action de souffler, voire même la gustation. Nous trouverons donc, chez les sujets atteints de fissures de la voûte, des modifications variables dans l'accomplissement de ces fonctions.

1° *Succion.* — Lorsque l'enfant prend le sein, les lèvres étant exactement appliquées sur le mamelon, le voile du palais vient séparer la bouche du pharynx en se collant sur la base de la langue; la bouche forme alors une cavité close de toutes parts, ne communiquant pas avec d'autres ouvertures que celles des conduits galactophores; et quand la langue, faisant l'office de piston, se porte en arrière, elle agrandit l'intérieur de la cavité buccale sans que l'air puisse y pénétrer, d'où une pression inférieure à la pression atmosphérique, d'où l'écoulement du lait. Maintenant, admettons que la bouche communique, au niveau de la voûte, avec les fosses nasales; évidemment le vide ne saura se produire, l'équilibre de pression entre la cavité buccale et l'extérieur se rétablissant par l'afflux de l'air à travers la fissure, et la succion sera impossible. Or, c'est là ce qui arrive chez l'enfant; il lui est impossible de prendre le sein, ou plutôt il le prend, mais n'en fait pas jaillir une goutte de lait, et l'alimentation par les moyens ordinaires est impossible. Toutefois si la fissure est unilatérale et peu large, ou mieux encore incomplète et surtout postérieure, le mal est bien atténué, car la langue apprend à venir obturer l'ouverture anormale; ou bien encore l'enfant ne fait le vide que dans une partie très-limitée de la bouche, entre les lèvres et la pointe de la langue.

Qu'on ne mette pas trop en cause ici la division du

voile du palais ni celle de la lèvre, compagnes fréquentes de celle de la voûte. Le bec-de-lièvre seul n'empêche pas de téter, c'est un fait bien connu ; le mamelon se charge de combler l'espace que la division labiale laisse libre. La fente du voile du palais devrait, théoriquement, apporter une gêne plus considérable à la succion, la rendre même impossible; et pourtant on a vu et on voit bon nombre d'enfants, porteurs de ce vice de conformation, tétant fort bien : c'est que probablement, par un rapprochement énergique des piliers, combiné avec une élévation de la base de la langue qui vient s'appliquer sur eux, ils parviennent à clore la partie postérieure de la bouche.

Ainsi donc, c'est la fente de la voûte qui est l'obstacle principal à la succion, et c'est elle surtout qu'il faut accuser du dépérissement et de la mort, fréquente dans les hôpitaux, des enfants qui la possèdent.

Après la période de la lactation, l'impossibilité de la succion ne présente plus de grands inconvénients ; inutile de dire qu'elle empêche de fumer et, en général, d'aspirer, de humer.

2° *Mastication.* — Pendant que les dents accomplissent cette opération, les matières déjà triturées viennent en grande partie tomber sur les parties latérales et supérieures de la langue qui les repousse sous les arcades dentaires, puis, finalement en fait le bol alimentaire. Si la voûte est le siége d'une fissure assez large, on conçoit la gêne apportée à ce travail et le passage des matériaux de l'alimentation dans les fosses nasales; c'est ce qu'on observe au plus haut degré dans les fissures bilatérales complètes. M. Agasse de Saint-Servan rapporte dans le Journal de chirurgie de Desault (t. II,

p. 240) qu'une enfant de 7 ans atteinte de fissure bilatérale complète, et sur qui il pratiqua la cheiloraphie, ne commença à mâcher ses aliments qu'à l'âge de 4 ans; jusque-là, on était obligé de faire pour elle cette besogne; elle les avalait ensuite avec difficulté, une partie passant dans les fosses nasales. Si la fissure est ou peu large, ou unilatérale, ou surtout incomplète, l'enfant s'habitue vite à parer à cet inconvénient.

3° *Déglutition.* — Au premier temps de la déglutition, le bol alimentaire, déjà formé par les mouvements de la langue et enduit de la salive épaisse et visqueuse des glandes sublinguales, est appliqué par elle contre la voûte palatine. Alors la langue se recourbant latéralement en gouttière appuie progressivement de bas en haut et d'avant en arrière sur lui, le fait glisser successivement sur la voûte, puis sur le voile du palais, et le conduit aussi jusqu'à l'isthme du gosier. Une fissure apportera une gêne incontestable à l'accomplissement de ce premier temps, et permettra, suivant sa largeur plus ou moins grande, un passage plus ou moins facile du bol dans les fosses nasales; mais l'enfant s'apprend vite à modifier ce premier temps de la déglutition en faisant glisser le bol alimentaire soit contre la moitié saine de la voûte en cas de fissure unilatérale, soit contre les arcades dentaires en cas de fissure bilatérale. De plus, il n'ingère que peu d'aliments à la fois, de façon à diminuer le volume des bols. La division du voile, qui coexiste souvent, gêne peu le second temps, car, même à l'état normal les piliers postérieurs se rapprochent assez pour faire obstacle au passage du bol vers la partie supérieure du pharynx et l'orifice postérieur des fosses nasales.

Pour les liquides, c'est en les laissant couler doucement du plancher de la bouche vers le pharynx qu'on évite leur passage par le nez; cela revient donc à boire par le mode dit du sabler. Un moment d'inattention, un mouvement intempestif de la langue les repousse vers les fosses nasales; à moins que la fissure ne soit peu large ou seulement incomplète et que l'un des bords de la langue puisse l'obturer facilement.

4° *Voix et parole*. — « La parole, dit M. Longet, est la voix articulée, c'est-à-dire divisée en série de sons distincts, indépendants les uns des autres, et possédant chacun un caractère propre. » Or, les modifications que le son doit subir pour être transformé en articulations lui sont imprimées non-seulement par les muscles respiratoires, mais encore par toutes les parties du tuyau vocal situées au-dessus du larynx. Voilà ce que la physiologie la plus élémentaire nous enseigne; il en résulte que les changements apportés aux parties situées au-dessus de l'organe essentiel de la phonation devront se traduire par des troubles dans l'exercice de cette fonction. C'est en effet ce que l'on observe et ce que l'on peut étudier facilement chez les sujets porteurs de fissures de la voûte palatine; nous l'avons fait plusieurs fois avec soin.

Avant d'aborder la voix articulée, parlons d'actes vocaux plus simples : le cri, le chant. Ils présentent deux modifications essentielles : le timbre en est nasonné, et ils s'entendent de moins loin. Le nasonnement s'explique, comme toujours, par la résonnance du son dans les fosses nasales; l'amplitude moindre du son provient de ce que les ondes sonores, au lieu d'être toutes lancées directement par la bouche vers une direction déterminée, vont se perdre en partie dans les fosses nasales.

La parole se ressent nécessairement de ces modifications apportées aux sons non articulés, et, comme eux, elle a pour premiers caractères d'être nasonnée et de s'entendre de moins loin. En outre, elle est presque incompréhensible, parce que les sons correspondant à certaines lettres ne peuvent être articulés par le malade.

M. Fournié, dans son ouvrage sur la physiologie de la voix, envisageant les voyelles et les consonnes au point de vue du lieu des voies aériennes où elles se produisent, les a divisées ainsi :

Voyelles :

Gutturales : *a*, *o*, *ou*.

Linguo-palatines : *ê*, *è*, *é*, *i*.

Labio-linguo-palatines : *eu*, *û*, *u*.

Consonnes :

Glottique : *h*.

Linguo-palatines postérieures : *j*, *g*, *ng*, *g*, *k*.

Linguo-palatines moyennes : *ch*, *j*, *gn*, *dj*, *tch*.

Linguo-palatines antérieures : *s*, *z*, *n*, *d*, *t*.

Linguo-palatines latérales : *l*, *r*.

Labio-dentales : *f*, *v*.

Labiales : *m*, *b*, *p*.

Cette classification nous semble la plus juste de toutes celles qui ont été émises; car, si nous nous reportons aux observations où les troubles de la parole sont notés avec quelque détail, nous voyons que les lettres dont la prononciation est le plus difficile ou même impossible sont celles qui appartiennent aux divers groupes linguo-palatins de M. Fournié.

Ainsi donc, nasonnement et amplitude moindre de

la voix qui ne s'entend que de près, difficulté ou impossibilité de prononcer certaines lettres déterminées, tels sont les caractères que nous rencontrons d'autant plus accusés que la fissure est plus large et plus complète. La coexistence d'une division du voile ne fera qu'exagérer ces caractères ; quant à la division de la lèvre supérieure, elle n'amène en plus qu'une difficulté dans la prononciation des consonnes labiales *m*, *b*, *p*, ainsi qu'on le note sur les sujets qui ont conservé ou acquis un bec-de-lièvre au delà de la première enfance.

5° *Sifflement et action de souffler en général.* — Le mécanisme fondamental de ces deux actes consiste en une séparation de la partie supérieure ou nasale du pharynx d'avec sa partie inférieure ou laryngienne par le rapprochement des piliers postérieurs, puis en un mouvement expiratoire poussant dans la bouche une certaine quantité d'air, de façon à y produire une tension supérieure à la pression atmosphérique. Une fissure de la voûte empêche ce résultat; aussi l'exercice de certaines professions telles que celle de verrier est-il impossible.

6° *Olfaction.* — Nous en avons noté la diminution ; et si la plupart des observations sont muettes à ce sujet, c'est que probablement l'attention ne s'est pas portée de ce côté. On sait qu'à l'état normal les odeurs ne sont nettement perçues qu'à la condition que le courant odorifère vienne frapper la partie supérieure des fosses nasales, aux points où s'épanouissent les ramifications terminales des nerfs de la première paire : tout concourt, dans la disposition du nez, à diriger vers ce point la colonne d'air inspiré. Mais son aplatissement constant, au moins dans les fissures qui se prolongent jusqu'à la lèvre, la voie facile qu'offre à l'air pour le conduire directement au pharynx la perte de substance du plancher des fosses nasales, suffisent à détourner la colonne d'air de la partie olfactive de la muqueuse nasale et à diminuer ainsi la perception des odeurs. Si elle était complètement perdue, ne pourrait-on pas supposer une absence des nerfs olfactifs, dont nous avons rapporté plusieurs exemples précédemment?

7° *Gustation.* — Ici, c'est la théorie seule qui nous fait supposer une diminution du sens du goût. Il est en effet bien difficile d'obtenir des renseignements exacts du malade, car les sensations gustatives sont bien peu vives, et de plus, le sujet n'ayant jamais eu depuis sa naissance le sens du goût plus développé qu'il ne l'a actuellement, ne peut pas faire de comparaison entre son état et l'état normal. Nous nous bornerons donc à soupçonner une diminution de la gustation, parce que la division de la voûte du palais gène nécessairement la langue lorsqu'elle cherche à placer ses parties douées de cette sensibilité spéciale en contact avec les particules sapides, et parce qu'elle entraîne presque toujours l'absence de ce tubercule médian décrit par Albinus, dans lequel se jettent les nerfs naso-palatins, et dont on a fait un organe accessoire du sens du goût.

Je ne signale que pour mémoire la surdité observée par Dieffenbach : elle était due, non à la fissure, mais à la division concomitante du voile dont une moitié venait obstruer l'orifice de la trompe d'Eustache. Elle disparut d'elle-même après la staphyloraphie. (Arch. gén. de méd., 1re série, t. XVIII, p. 437.)

TRAITEMENT.

Les moyens thérapeutiques chirurgicaux dont les fissures de la voûte palatine ont été l'objet sont de deux ordres : palliatifs ou curatifs. Les moyens palliatifs consistent en l'application d'obturateurs de divers systèmes; les moyens curatifs peuvent se diviser en : opérations pratiquées sur les parties voisines et opérations autoplastiques sur la fissure même.

I. — Traitement palliatif.

Bien que M. Baizeau, dans son mémoire sur la restauration de la voûte palatine, ne fasse remonter l'usage ou plutôt la description des obturateurs qu'à Pétronius, il est plus que probable que l'emploi de ce moyen prothétique date de bien plus loin. Ne voyons-nous pas constamment des malades qui se sont eux-mêmes fabriqué des obturateurs pour des pertes de substance du palais ?

Nous ne décrirons pas les divers appareils que l'on a employés ; bornons-nous à les diviser, avec les savants rédacteurs du *Compendium*, en deux grandes classes : ceux que les malades se font eux-mêmes, et ceux, plus perfectionnés, qui proviennent de l'arsenal de la chirurgie. Ceux du premier ordre sont très-simples; un morceau d'éponge, de mie de pain, de cire, de liége, de caoutchouc ou de bois, taillé et façonné de manière à combler la perte de substance, en font ordinairement les frais. Ils ne peuvent s'appliquer, on le conçoit, qu'à des pertes de substance peu étendues, d'origine diathésique ou traumatique, et bien rarement à des fissures congénitales, à moins qu'elles ne soient incomplètes.

Les obturateurs du second ordre sont plus perfectionnés et peuvent supporter un voile du palais artificiel en caoutchouc, si celui-ci est aussi le siége d'une division. M. Sédillot les divise en obturateurs; 1° à ailes, 2° à verrous, 3° à chapeau, 4° à plaque.

L'obturateur à ailes, de Fauchard, perfectionné par Charrière, se compose d'une plaque palatine métallique, surmontée sur l'une de ses faces de deux ailes mobiles ou nasales élevées ou abaissées au moyen d'une vis de rappel.

Les obturateurs en caoutchouc vulcanisé ou en guttapercha se composent ordinairement de deux plaques destinées à se loger, l'une dans la cavité nasale, l'autre dans la cavité buccale, réunies par une partie intermédiaire qui comble l'espace laissé vide par la perte de substance : ils peuvent supporter par leur partie postérieure un voile du palais artificiel.

D'autres enfin, ceux que M. Sédillot désigne sous le nom d'obturateurs à chapeau, se composent d'une plaque palatine surmontée d'une éminence qui s'engage dans la fente et la remplit. Ceux-ci doivent être reliés aux dents voisines par des fils métalliques pour rester fixes.

Jusqu'à ces derniers temps, ces moyens ont été presque les seuls que l'on ait employés contre les fissures de la voûte palatine. Généralement on opérait le bec-de-lièvre ou la division du voile du palais concomitants, puis on se contentait de conseiller l'usage d'un obturateur. Or, quel que soit le perfectionnement de ces appareils de prothèse, nous les trouvons passibles de bien des reproches, causes de bien des inconvénients, et même de dangers réels.

Et d'abord, ils ne constituent qu'un moyen palliatif et nullement curatif; ils remédient en partie aux inconvénients inhérents à la difformité, mais la laissent subsister. Ensuite, de combien d'incommodités ne sont-ils pas la cause? Mal proportionnés, ils élargissent la fissure, amincissent ses bords et même les ulcèrent; souvent ils ébranlent les dents auxquelles on les attache; d'autres fois, ils occasionnent des douleurs telles qu'on ne peut les supporter : témoin cet homme que M. Gosselin (Soc. de chirg., 31 juillet 1861) opéra pour une perte de substance accidentelle. « La sensibilité exagérée de la voûte palatine ne lui permettait de supporter aucun obturateur » Tantôt, quelque soin qu'on y apporte, on ne peut bien les fixer; témoin cet autre malade opéré par M. Gosselin en 1861 (*Compendium*, t. III), chez qui l'obturateur tenait très-difficilement et tombait quand le malade se mouchait trop fort et parlait à haute voix. Faisons entrer aussi en ligne de compte, la nécessité de les enlever et de les nettoyer chaque jour, leur altération souvent assez rapide, les frais que leur remplacement nécessite, et la saveur désagréable que perçoit le malade.

Je dis plus : ils peuvent devenir une source d'accidents sérieux. Qu'on parcoure un certain nombre d'observations de corps étrangers du larynx et de l'œsophage, et l'on verra certains de ces corps fournis par un obturateur. M. Richet (Leçon clinique, in *Gaz. des hôp.*, 9 mars 1871) dit que plusieurs fois leur présence dans le larynx a nécessité la trachéotomie. M. Lannelongue me racontait qu'appelé dernièrement auprès d'une dame atteinte d'accès de suffocation effrayants, il vit tout cet appareil symptomatique se calmer quand il eut retiré un obturateur engagé dans le larynx. Cette extraction fut assez laborieuse et suivie d'hémorrhagie.

Hévin rapporte (*Mémoires de l'Académie royale de chirurgie*), ce fait emprunté à Meeck'ren : en faisant l'autopsie d'une femme que l'on croyait avoir été empoisonnée, il trouva dans l'œsophage un obturateur qui avait occasionné l'asphyxie. Il existe d'autres exemples analogues ; mais tenons-nous-en là, et rejetons l'usage de ces appareils toujours incommodes et parfois dangereux, maintenant que, comme on le verra plus loin, nous connaissons des procédés opératoires qui nous permettent de guérir complètement cette infirmité sans faire courir grand danger au malade.

II. Traitement curatif.

Opérations pratiquées sur les parties voisines. — Lorsqu'on a parcouru ce qu'ont écrit bon nombre d'auteurs sur les fissures congénitales de la voûte palatine, on est frappé du peu de lignes qu'ils leur consacrent, et surtout de l'influence exagérée que certains d'entre eux attribuent à la chéiloraphie ou à la staphyloraphie; en présence de leurs affirmations, on en vient presque à se demander s'il faut réellement attaquer la fissure elle-même par des procédés chirurgicaux, et s'il ne suffirait pas de remédier à la division de la lèvre ou du voile du palais pour la voir disparaître.

Les opinions émises se rattachent à deux groupes : les unes annoncent la disparition de la fissure après la restauratio du voile du palais ou de la lèvre ; d'autres, plus nombreuses et plus modérées, ne parlent que d'une diminution dans sa largeur. Citons quelques passages des auteurs se rattachant au premier groupe, car ceux-ci seulement voyaient dans l'opération de la lèvre ou du voile du palais un moyen curatif de la fissure de la voûte.

Richerand (*Nosogr. chirurg.*, t. III, p. 253): « L'existence d'une fente dans toute la longueur de la voûte palatine ne change rien à l'opération du bec-de-lièvre. On observe qu'après la réunion des bords, la fente diminue chaque jour et s'efface; car, malgré leur solidité, les os qui forment la charpente osseuse de la face et en particulier la voûte palatine, cèdent à la pression douce et continuelle que les parties molles exercent sur eux. »

Petit (Dictionnaire des sciences médicales, t. III, art. Bec-de-lièvre). « L'écartement des os maxillaires et palatins est une circonstance qui accompagne assez fréquemment le bec-de-lièvre..... Lorsque le malade est jeune, la réunion des bords de la division suffit ordinairement pour déterminer la nature à rapprocher les os et à faire disparaître leur écartement sans qu'il soit besoin de secours étrangers. »

Patissier (*Dictionnaire des sciences médicales*, t, XXXIX, art. *Palais*): « Cet écartement (des os maxillaires) se dissipe spontanément lorsqu'on a réuni les lèvres du bec-de-lièvre. »

Roux (*Dictionnaire de médecine*, t. III, art. *Bec-de-lièvre*). « On sait que la fente du palais s'efface d'autant plus promptement que l'opération pour le bec-de-lièvre a été pratiquée dans un âge plus tendre. »

Pétrequin (*Anatomie médico-chirurgicale*, p. 179): « Dans

le bec-de-lièvre compliqué de l'écartement des maxillaires, la chéiloraphie suffit souvent pour réunir les os à la longue. »

Ribes (*Mémoires et observations d'anatomie et de physiologie*, t. II, p. 249): « L'opération du bec-de-lièvre a presque toujours suffi seule pour rapprocher les os maxillaires et faire disparaître l'écartement. »

Je pourrais multiplier les citations, mais je m'arrête. Voilà bien des assertions ; sont-elles l'image exacte de la réalité des faits? se basent-elles sur une constatation rigoureuse des résultats tardifs de l'opération qui a été faite? Je me permets d'en douter; car si l'on voit souvent pratiquer la chéiloraphie sur des enfants dont la voûte palatine est divisée, je ne sache pas qu'on ait souvent remarqué un rapprochement des os de la voûte assez considérable pour faire disparaître la fissure. J'ai bien cherché, et je n'ai trouvé que deux faits dans lesquels ce résultat ait été noté : encore sont-ils rapportés en quelques lignes et sans détails. Les voici :

De la Faye (*Mémoires de l'Académie royale de chirurgie* t. III, p. 181) cite une fille de 9 ans, portant un bec-de-lièvre unique avec fente de la voûte et intégrité du voile du palais ; on pouvait faire passer le petit doigt entre les maxillaires. Il pratiqua la chéiloraphie. « Dix ans plus tard, la difformité était si parfaitement corrigée qu'on eût peine à la reconnaître, la cicatrice de la lèvre ne paraissait presque pas, et les os du palais étaient si bien rapprochés qu'on n'apercevait aucune trace de division. »

Richerand (*Nosographie chirurgicale*, t. III, p. 253), dit laconiquement : « Sur un jeune homme de 18 ans, la fente fut 19 mois à disparaître. »

Une opinion qui compte à son actif un plus grand nombre d'observations est celle qui reconnaît aux maxillaires supérieurs un léger rapprochement après la chéiloraphie ou la staphyloraphie : elle est admise par la plupart des chirurgiens de notre époque. Mais il ne faut pas croire à ce rapprochement dans tous les cas : d'abord dans un bon nombre d'observations, on constate qu'il n'a pas eu lieu ; ensuite même parmi celles qui le signalent, il en est, je crois, auxquelles il ne faut apporter que peu de créance. Ainsi on lit dans plusieurs d'entre elles : « J'ai revu mon malade six mois, un an, deux ans après l'opération ; la largeur de la fente a diminué d'un quart ou d'un tiers. » Comme à tout cela je préférerais une simple mensuration le compas à la main : on croit si facilement à ce qu'on désire qu'on peut, revoyant une fissure, après six mois ou deux ans, s'imaginer qu'elle a diminué alors qu'elle n'a pas changé du tout. Du reste, je n'insiste pas ; car ce rétrécissement imparfait de la fissure ne me semble qu'un résultat très-insignifiant, puisqu'après tout il ne constitue pas une guérison et laisse persister la division de la voûte avec tous les inconvénients qu'elle entraîne.

Bon nombre de chirurgiens aidaient au rapprochement des moitiés disjointes de la voûte palatine par la compression prolongée qu'ils pratiquaient diversement. Levret, Autenrieth, plaçaient de chaque côté de la face, au-dessous de l'arcade zygomatique, une petite pelote sur laquelle la compression se faisait soit au moyen d'un bandage unissant, soit à l'aide d'un ressort. Dupuytren dit (*Leçons orales*, t. III, p. 381) avoir obtenu un rapprochement sensible des maxillaires à l'aide de ce moyen :

nous n'en doutons pas, mais de là à la guérison de la fissure il y a loin. Jourdain, chez un sujet adulte, tenta le rapprochement en unissant par des fils métalliques tendus les dents voisines de la fente : de l'effet obtenu nous ne savons rien. Et puis, souvenons-nous que cette compression pour produire un résultat quel qu'il soit, demanderait à être pratiquée de préférence dès la première enfance, et surtout à être longtemps prolongée ; ces deux conditions, difficiles à remplir, rapprochées du peu de succès obtenu, n'engagent guère à recourir à ce moyen.

Concluons donc que les opérations pratiquées dans le jeune âge sur les parties voisines (lèvres, voile du palais) de la fissure combinées ou non avec la compression prolongée ont pu un certain nombre de fois amener un léger rapprochement des maxillaires, peut-être bien exceptionnellement les affronter l'un à l'autre, mais que le peu d'importance des résultats obtenus, et la fréquence des insuccès nous défendent de recourir à elles seules : l'uranoplastie doit toujours être faite et de préférence les précéder.

OPERATIONS PRATIQUÉES AU NIVEAU DE LA FISSURE.

Nous ne décrirons pas avec détails le manuel opératoire des divers procédés usités jusqu'à ce jour ; car, outre qu'ils sont bien connus et du domaine des traités classiques, la plupart ne peuvent guère être utilisés dans le traitement des fissures de la voûte palatine. Si nous les citons, ce n'est donc que pour constater leur peu d'efficacité contre la difformité qui nous occupe, tout en nous empressant de reconnaître que la plupart ont été imaginés moins pour combler les larges fissures congénitales de la voûte que pour remédier aux perforations accidentelles, ou encore aux perforations congénitales, mais très-peu étendues. Nous emprunterons en partie leur description au *Compendium* de chirurgie et au mémoire de M. Baizeau (*In Archives générales de médecine*, t. XVIII, série 5 p. 641).

I. — PROCÉDÉ PAR GLISSEMENT.

Roux l'employa le premier dans un cas de division simultanée du voile et de la voûte du palais, dans le donble but de faciliter le rapprochement des moitiés du voile et de fermer l'ouverture de la voûte. Il se borna à décoller la muqueuse de chaque côté dans l'él'étendue de trois à quatre lignes, à aviver, puis à suturer ; mais il n'obtint qu'un insuccès (De la Staphyloraphie, p. 68). M. Sédillot échoua aussi (Méd. op. t. II, p. 45). Langenbeck et Hulke modifièrent le procédé en étendant le décollement de la muqueuse jusqu'aux arcades alvéolaires : l'un réussit, l'autre échoua. Mason Warren apporta aussi quelques modifications, mais surtout en vue de la staphyloraphie.

II. — PROCÉDÉS PAR RENVERSEMENT.

En principe, ils consistent à tailler sur les côtés de la perforation un ou deux lambeaux de muqueuse que l'on renverse de telle sorte que leur surface épithéliale regarde du côté des fosses nasales, leur face saignante étant tournée vers la cavité buccale.

1° *Procédé de Krimer*. — Sur une jeune fille de 18 ans, ayant une division totale du voile du palais, et une fissure incomplète de la voûte lui faisant suite, Krimer, après avoir pratiqué la staphyloraphie, fit de chaque côté de la division de la voûte, à 4 lignes de distance, une incision longitudinale de toute l'épaisseur des parties molles. En avant, les deux incisions se réunissaient formant un angle obtus ; en arrière, elles se perdaient dans les piliers du voile du palais. Les deux lambeaux furent décollés des os jusqu'au voisinage de l'orifice, puis renversés l'un vers l'autre et affrontés par quatre points de suture. Le succès fut complet.

M. Baizeau cite, comme autres tentatives, faites par le même procédé, celle de Terlinck (Gaz. méd., 1847, p. 788) ; les lambeaux se gangrenèrent — celle de M. Verneuil qui vit les lambeaux s'atrophier et se séparer — celle de Velpeau qui modifia un peu le procédé en taillant les lambeaux non plus sur les parties latérales, mais l'un en avant, l'autre en arrière, et dont le résultat est inconnu.

2° *Procédé de Pancoast.* — Il taille deux lambeaux triangulaires, destinés à venir s'accoler par leur base, partant l'un du côté droit et antérieur de la perforation, l'autre du côté gauche et postérieur, leurs bases répondant aux bords alvéolaires, et étant de moitié plus larges que leurs pédicules qui aboutissent à la circonférence de l'ouverture. Les lambeaux sont renversés et suturés. Cette opération qu'il pratiqua une fois échoua, car l'ouverture ne fut diminuée que de moitié. On trouve (in Gaz. méd. de 1845, p. 410) la relation d'une opération analogue, faite probablement par M. Diday, suivie de mortification d'un des lambeaux et, par conséquent, d'insuccès. En résumé, deux tentatives, deux insuccès.

3° *Procédé de Bonfils* (de Nancy). M. Bonfils conseilla (Transact. médic. t. II, p. 307) d'aviver les deux tiers de la circonférence de l'ouverture palatine, et de former en sens opposé un lambeau qui, disséqué jusqu'au bord non avivé, serait rabattu pour combler la perte de substance. On le maintiendrait avec des points de suture ou au moyen d'une plaque métallique attachée aux dents. Le lambeau peut être taillé en avant, en arrière ou de côté, mais toujours sur un des grands côtés de la perte de substance. M. Bonfils appliqua ce procédé à une perforation du voile du palais qu'il essaya de combler avec un lambeau muqueux pris sur la voûte palatine, mais échoua. Blandin essaya du même procédé pour une perforation de la voûte : son lambeau se gangrena ; il en tailla un second et réussit. (Journal des connaissances médico-chirurg., t. II, p. 45.)

4° *Procédé de Sanson.* — Il prit un lambeau à la face supérieure de la langue, et le renversa sur une fissure de la voûte palatine préalablement avivée ; cette tentative fut suivie d'insuccès, ainsi que pouvait le faire prévoir la grande mobilité de la langue. (Dict. en 30 vol., t. II, p. 549.)

III. — PROCÉDÉS PAR DÉPLACEMENT LATÉRAL.

1° *Procédé de M. Botrel.* — L'auteur le décrit ainsi : (Revue méd. chirurg., t. VIII, p. 101) « Je fis à l'aide d'un bistouri de chaque côté de son extrémité antérieure (perforation syphilitique), une incision transversale de 8 millimètres environ. De son extrémité externe, j'en fis partir une seconde que je dirigeai parallèlement au bord correspondant de l'ouverture, un peu obliquement en dehors, cependant, pour avoir un lambeau un peu large à sa base et bien nourri ; cette incision descendait à 2 millimètres au-dessous du milieu de la commissure postérieure. Le décollement de la muqueuse fut facile, et l'on eut deux lambeaux trapezoïdes tenant au palais exclusivement par leur base qui était postérieure. Ils furent avivés le long de leur bord interne, et la fente fut prolongée par une incision médiane postérieure de 2 millimètres environ, afin d'obtenir plus facilement l'adhérence en ce point. Alors, à l'aide de deux aiguilles courbes, la suture fut faite et, au bout de six jours, la réunion était accomplie, sauf un petit orifice admettant à peine une tête d'épingle. »

Roux (Quarante années de pratique chirurgicale, t. I, p. 266) a employé ce procédé quatre fois et a réussi trois.

2° *Procédé de M. Baizeau.* — Voici comment il veut qu'on procède : « On commence par aviver le pourtour de la fistule, et on prolonge l'avivement en avant et en arrière, sur la ligne médiane, de 1 centimètre au delà de l'orifice, afin de diminuer la courbe de ses bords et de faciliter leur rapprochement ; la fistule se trouve circonscrite par une double incision, l'une à droite, l'autre à gauche, qui, en se réunissant, forment une ellipse. Plus en dehors, le long de l'arcade dentaire, sont pratiquées des incisions parallèles aux premières, se continuant aussi loin en avant et en arrière, mais sans se réunir. Les deux lambeaux limités, on détache de la voûte avec les bistouris de Roux, toute la muqueuse qui est comprise de chaque côté entre les incisions latérales et la fistule. On obtient ainsi deux voiles mobiles qui, attirés en dedans, se rejoignent facilement et forment, après avoir été maintenus par deux ou trois points de suture, un pont au-dessous de la perforation. » Plus loin, il ajoute : « Dieffenbach, dans son Traité de médecine opératoire (t. II, p. 449), propose un procédé qui, au premier abord, pourrait être confondu avec le mien. Il conseille de faire des incisions latérales sur la muqueuse à 1 cent. ou 1 cent. 1/2 des bords de la fissure; puis, ayant décollé la muqueuse des os, de la ramener sur l'ouverture en la fixant avec des points de suture ; mais il ne parle pas de détacher complètement ce lambeau, et il est évident qu'il le laisse adhérer à la voûte par son côté externe. C'est le procédé de Krimer, avec addition de deux incisions latérales pour faciliter le relâchement des parties qui doivent être réunies. Ainsi, il faut interpréter une opération exécutée par M. Field sur une femme de 47 ans, ayant à la voûte une perforation qui pouvait admettre le petit doigt. Son procédé ne diffère en rien de celui de Dieffenbach. Ce n'est qu'à la quatrième opération que la perforation fut fermée. »

3° *Modification de Langenbeck*; (Langenbeck's Archiv., t. II, p. 267.) Je ne puis l'appeler, ainsi qu'on l'a fait parfois, procédé de Langenbeck, car ce dernier n'a fait que modifier très-peu le manuel opératoire de M. Baizeau, en décollant la muqueuse de l'os sous-jacent avec une rugine, au lieu de le faire avec un fort bistouri. Peut-être, par ce moyen, obtient-on plus facilement la régénération osseuse au niveau de la perte de substance : nous reviendrons plus loin sur ce sujet.

IV. — PROCÉDÉ DE M. LANNELONGUE.

Restauration des fissures palatines par un lambeau pris sur la cloison des fosses nasales.

Inapplicable dans la plupart des pertes de substance accidentelles de la voûte palatine, ce procédé trouve son emploi indiqué dans les fissures congénitales. Décrivons-le d'abord tel qu'il a été pratiqué, c'est-à-dire dans des cas de fissures unilatérales, et nous reviendrons par la suite sur les avantages qu'il présente et sur les modifications qu'on doit lui apporter, suivant qu'il s'agit de fissures incomplètes ou de fissures bilatérales.

Le malade est assis sur une chaise, en face d'une fenêtre, la tête penchée en arrière et maintenue fortement contre la poitrine d'un aide placé derrière lui ; si besoin est, un abaisse-langue assure l'immobilité de cet organe ; deux crochets aident à écarter les bords de la division de la lèvre, en même temps qu'ils écartent l'aile du nez de la cloison. Le chirurgien s'assied en face, ayant à côté de lui un aide prêt à lui donner successivement les divers instruments, et un autre aide tenant à sa portée soit des pinceaux de charpie, soit, de préférence, de petits morceaux d'éponge fine attachés au bout de baguettes et destinés à enlever de temps à autre le sang qui s'accumule dans la partie postérieure de la cavité buccale. Enfin, le chirurgien ne doit pas oublier que, dans cette opération comme dans toutes les opérations autoplastiques en général, une règle essentielle est de ne se hâter que lentement, la précipitation pouvant compromettre le succès. Il doit s'arrêter plusieurs fois, et laisser au malade le temps de se reposer et de se gargariser avec de l'eau fraîche, glacée ou vinaigrée.

1er *temps.* — A l'aide d'un bistouri à long manche, à lame courte et étroite, droite ou coudée sur le plat, suivant que la chose lui semble plus commode, le chirurgien pratique sur la cloison des fosses nasales une incision horizontale parallèle au bord inférieur de cette cloison et intéressant toute l'épaisseur de la muqueuse : elle doit s'étendre en arrière aussi loin que possible. La pituitaire jouissant de peu ou point de rétractilité, le lambeau qu'on taille n'a besoin que d'être un peu plus large que la fente que l'on veut combler. Ainsi, si celle-ci est de 1 centimètre, on taillera un lambeau large de 1 cent. 1/4 environ, 1 cent. 1/2 au maximum. Le lambeau étant ainsi circonscrit par en haut, de l'extrémité antérieure de l'incision horizontale et supérieure on fait descendre une incision verticale aboutissant à la partie inférieure de la cloison nasale, au niveau de la face antérieure du bord alvéolaire du maxillaire supérieur. Une incision verticale identique limite en arrière le lambeau.

2e *temps.* — Le lambeau étant ainsi circonscrit, on le détache avec une rugine des parties sous-jacentes, en commençant par son angle antérieur et supérieur, en serrant l'os d'aussi près que possible, et en écartant de la cloison avec une pince à griffes longue et fine les parties déjà décollées, pendant qu'on achève l'isolement de la portion la plus reculée du lambeau. On a soin, quand on approche du bord inférieur, de le laisser adhérer à la partie inférieure de la cloison par une épaisseur assez grande de tissu. Cette partie de l'opération terminée, on obtient un lambeau dont la vitalité est assurée, car il adhère par son bord inférieur et dans toute sa longueur au bord inférieur de la cloison des fosses nasales. Il se rabat alors comme un pont-levis sur la fissure, l'axe de ce mouvement d'abaissement se trouvant au niveau de son bord adhérent : il vient la combler lorsqu'il a décrit une rotation de 1/4 de cercle. On remarque de plus que son épaisseur est bien plus considérable que celle à laquelle on aurait pu s'attendre ; car, comme nous l'avons vu précédemment, le contact anormal des matières alimentaires et des boissons, les frottements anormaux de la langue ont de longue date provoqué une irritation chronique de cette muqueuse, irritation dont la conséquence a été une hypertrophie.

3ᵉ *temps*. — Il consiste à aviver le bord externe de la fissure, auquel doit se suturer le bord supérieur du lambeau nasal. On se sert, pour cet avivement, d'une pince à griffes pour saisir la muqueuse palatine, puis de bistouris à long manche, ou encore de ciseaux coudés sur le tranchant, suivant le plus ou moins de facilité que l'on rencontre à employer tel ou tel de ces instruments ; ceux-ci, du reste, ne sont autres que ceux dont on se sert pour les opérations de fistules vésico-vaginales. Une règle importante, et qui contribue à assurer le succès de l'opération, est de ne pas craindre d'aviver largement : elle est capitale dans cette autoplastie de même que dans toutes celles qui se pratiquent sur des muqueuses.

4ᵉ *temps*. — L'avivement terminé, il ne reste plus qu'à abaisser le lambeau nasal, à affronter son bord supérieur, devenu externe par suite de la position horizontale qu'on lui fait prendre, avec la plaie d'avivement de la muqueuse palatine, et à le maintenir en cette position par quelques points de suture entrecoupée : quatre à cinq suffisent. Ils se font à l'aide de fils d'argent de moyenne grosseur et d'aiguilles en acier assez recourbées pour former presque un demi-cercle, mais de petit rayon. L'aiguille munie de son fil est portée par une pince porte-aiguille vers la muqueuse palatine d'abord, si la fissure est à gauche, ou sur le bord externe du lambeau nasal si elle est à droite. Pendant que la main gauche, armée d'une pince à griffes, tend la muqueuse, la main droite, munie de la pince et poussant l'aiguille, lui fait traverser la muqueuse aussi loin qu'elle le peut : avec une pince ordinaire on reprend l'extrémité de l'aiguille qui est au delà de la muqueuse, on la lui fait traverser complètement et on l'attire à soi. Puis, la replaçant entre les mors de la pince porte-aiguille, on la fait passer en un point symétrique du lambeau nasal, mais en procédant cette fois de sa surface saignante vers sa face épithéliale ou inférieure. L'aiguille est alors séparée du fil dont les deux bouts sont relevés du côté de la joue et confiés à un aide.

On place ainsi quatre à cinq fils en commençant de préférence par la partie postérieure de la voûte palatine, et en se rapprochant du bord alvéolaire, de telle sorte que le dernier occupe l'extrémite antérieure du lambeau. C'est alors que l'on procède à la torsion des fils : on tord successivement les bouts libres de chacun d'eux, en s'aidant du double crochet en fourche de Collin.

L'opération terminée, le malade doit garder le lit. Pendant trois à quatre jours, il faut qu'il s'abstienne de parler et encore plus de crier, de manger, et qu'il ne boive qu'avec beaucoup de précautions, de préférence avec un biberon. On lui fait prendre ainsi des aliments liquides tels que : bouillon, lait. On tolère ensuite quelques aliments plus épais : potages, semoule, bouillies, et l'on ne revient que progressivement et prudemment à la nourriture habituelle.

Les phénomènes consécutifs à l'opération sont des plus simples : nous n'avons pas remarqué de réaction fébrile accusée, même le thermomètre à la main. La douleur, supportable pendant l'opération, cesse avec elle ainsi que l'écoulement de sang. Pas de phénomènes inflammatoires sérieux du côté des muqueuses affrontées. Du cinquième au huitième jour la réunion est un fait accompli, et les fils métalliques commencent à tomber; puis, après un mois et demi ou deux mois, on constate déjà le travail d'ossification. Pendant ce temps, la surface dénudée de la cloison nasale bourgeonne et se recouvre d'une cicatrice épaisse et rosée; aucune nécrose ne survient.

Dès lors, la fente de la voûte palatine est comblée; comme elle est le plus ordinairement accompagnée à la fois de bec-de-lièvre et de division du voile du palais, il ne reste plus qu'à pratiquer par la suite la staphyloraphie d'abord, la cheiloraphie ensuite, pour avoir complètement remédié à la division congénitale de ces parties. Nous devons ajouter, pour être complet, que quelque soin qu'on y mette, il est bien difficile de prolonger le lambeau nasal assez en arrière pour qu'il puisse recouvrir jusqu'à la partie postérieure de la fissure : le cornet inférieur empêche le chirurgien de prolonger l'incision et le décollement aussi loin qu'il le voudrait. Mais ce n'est là qu'un minime inconvénient; car, quand, par la suite, on pratique la staphyloraphie, il faut, pour aider au rapprochement des deux moitiés du voile, recourir aux incisions latérales. Il suffit alors de les prolonger un peu plus sur la voûte palatine, de décoller de chaque côté la muqueuse au niveau de cette partie non comblée de la fissure et qui n'a ordinairement pas plus de 1 centimètre de longueur, de prolonger l'avivement des bords du voile du palais jusque dans cette fente, et d'y placer un ou deux points de suture. En résumé, on applique là le procédé de M. Baizeau en même temps que l'on pratique la staphyloraphie ; ce décollement de la muqueuse de la partie postérieure de la voûte est facile, puisqu'à cet endroit elle est beaucoup moins adhérente aux os qu'à sa partie antérieure, disposition remarquée et utilisée, on le sait, par M. Nélaton. De plus, en agissant de la sorte, on facilite le rapprochement des deux moitiés du voile palatin.

Ces trois opérations : restauration de la voûte, staphyloraphie et cheiloraphie ont pour résultat immédiat de faire perdre au malade la difformité qui le rendait hideux ; de restituer aux parties sur lesquelles elles se pratiquent leurs conditions anatomiques normales, sauf peut-être au voile du palais qui souvent a une longueur inférieure à la normale ; en même temps plusieurs des troubles fonctionnels se rapportant à la déglutition, la mastication, la succion, l'action de souffler sont corrigés : mais il n'en est pas de même de la phonation, et, dans les cas heureux, il faut un temps assez long et beaucoup d'exercices pour que la voix acquière plus ou moins le timbre et la netteté naturelles. La phonation, en effet, exige, pour son parfait accomplissement, le concours de muscles nombreux, notamment de ceux du voile du palais : or ceux-ci, en majeure partie inactifs depuis la naissance, peuvent être plus ou moins atrophiés, et demandent un exercice soutenu pour acquérir la contractilité restée jusqu'alors latente chez eux. On doit donc exercer les opérés à prononcer d'abord distinctement chacune des lettres de l'alphabet, et en venir ensuite progressivement à la prononciation des mots. Cette inertie hypothétique des muscles du voile du palais n'est pas la seule cause de l'imperfection de la phonation ; il faut en accuser aussi et la brièveté assez fréquente du voile, et une certaine rigidité qui remplace sa souplesse normale. Puis, n'oublions pas qu'avant l'opération, le malade s'était fait un mode spécial de prononciation, mettant en jeu des muscles autres que ceux qui coopèrent normalement à cet acte, qu'il y a donc chez lui une habitude prise contre laquelle il faut lutter de préférence par des exercices méthodiques de prononciation.

Je place ici les observations des trois malades opérés jusqu'à ce jour par le procédé du lambeau nasal.

Observation I.

(Extraite du Bulletin de la Société de chirurgie. Séance du 1er mai 1872.)

« Le sujet qui fait l'objet de cette observation est venu à l'hôpital de la Charité pour un bec-de-lièvre unilatéral de la lèvre supérieure gauche, accompagné d'une division complète de la voûte palatine et du voile du palais.

En même temps qu'elle était bifide, la voûte palatine faisait en avant une saillie considérable, etc.

Relativement à la division congénitale de la voûte palatine et du voile, j'hésitai à tenter de remédier à une solution de continuité aussi étendue, car elle comprenait toute la longueur de la voûte et du voile, et il existait plus d'un centimètre et demi d'écartement entre les deux branches de la division. En étudiant chaque jour avec soin mon malade, j'entrevis la possibilité de combler une partie dela perte de substance en allant chercher un lambeau dans la cavité des fosses nasales. Il existait, en effet, chez mon malade, une cloison assez étendue des fosses nasales, quoique incomplète, et cette cloison s'implantait sur le bord de l'une des branches de la division palatine. Dès lors, je pouvais utiliser, pour la confection de mon lambeau, la muqueuse qui tapissait une partie de cette cloison, si cette muqueuse offrait une suffisante épaisseur et une suffisante résistance. Cette tentative, d'ailleurs, ne compromettait nullement toute opération par le procédé de Baizeau. Je la pratiquai le vendredi 20 octobre.

Détacher mon lambeau fut le premier temps de l'opération, temps d'ailleurs facile dès que j'en eus circonscrit les limites par une incision transversale antéro-postérieure et par deux incisions verticales : l'une postérieure sur le bord postérieur de la cloison, la seconde antérieure. Ce lambeau détaché restait adhérent par une base très-étendue, et là il se continuait avec la muqueuse de la voûte palatine du côté droit de la division congénitale. Dans un second temps, j'avivai le bord gauche de cette division palatine, et ce temps fut assez pénible à cause de la minceur de la muqueuse en ce point, et aussi parce que je désirais que cet avivement eût lieu sur une surface longue, et, en effet, ma surface avivée avait au moins un centimètre d'étendue en travers.

L'hémorrhagie, pendant ces deux temps de l'opération, fut fort médiocre et nullement gênante. Enfin, je terminai l'opération en appliquant cinq points de suture métallique que je serrai de manière à mettre en contact des surfaces saignantes étendues.

Dans les jours qui suivirent, aucun accident ne survint, il n'y eut qu'une congestion très-médiocre dans mon lambeau. Le malade n'éprouva aucune douleur.

Le sixième jour, j'enlevai le fil le plus inférieur ; le lendemain, les deux suivants, et enfin, le septième jour, les deux derniers. Pendant ce temps, le malade n'eut, comme alimentation, que des boissons ou de légers potages. Le huitième jour, il prenait déjà quelques aliments mous, et enfin, après le dixième jour, il mangeait la nourriture habituelle des malades.

Il y a aujourd'hui quinze jours que j'ai fait cette opération ; mais ce temps n'est pas assez long pour qu'il m'ait été donné de constater des modifications dans l'aspect de la muqueuse nasale déplacée. J'ignore d'ailleurs s'il s'en produira. Ce que l'on constate encore aujourd'hui, c'est la persistance de la sécrétion de cette muqueuse, quoique bien diminuée. »

Opéré antérieurement pour ce bec-de-lièvre, ce malade le fut ensuite pour la division du voile du palais, avec application du procédé Baizeau pour la partie postérieure de la fissure, qui n'avait pas été comblée dans l'étendue d'un centimètre environ.

M. Lannelongue, qui le revit quatre ou cinq mois après l'opération, constata la régénération osseuse de la voûte palatine dans toute l'étendue du lambeau nasal.

Observation II.

(Communiquée par M. Lannelongue.)

« En mai 1872, M... C... me fut adressé du village de Lanty (Aube), par le Dr Serrand. Cette jeune fille, âgée de 13 ans, avait une division congénitale complète de la voûte palatine et du voile du palais, sans bec-de-lièvre. La perforation siégeait à gauche et commençait, en avant, entre la deuxième incisive et la canine : là, elle avait 1 centimètre de largeur. Plus loin, cette séparation devenait parallèle à la ligne médiane, et les bords avaient 1 cent. 1/4 d'écartement. La cloison s'insérait sur le côté droit de la perforation, et la voûte palatine se faisait remarquer par une concavité exagérée, aussi bien dans le sens transversal que dans le sens antéro-postérieur.

Le 17 mai, je pratiquai l'opération. J'enlevai d'abord un petit fragment du bord alvéolaire, avec la deuxième incisive à cause de la légère saillie qu'il faisait. Puis, je détachai un lambeau quadrilatère de la muqueuse nasale que j'appliquai ensuite sur le bord opposé de la division palatine préalablement avivé. Quatre points de suture assujettirent le lambeau à sa nouvelle place; le sixième jour, j'enlevai le premier fil métallique, puis, les jours qui suivirent les trois derniers. La réunion eut lieu sans aucune entrave.

Un mois plus tard, le 20 juin, je procédai à la seconde partie de l'opération. Il restait, en effet, en arrière 1 centimètre de perforation sur la voûte, et j'eus recours au procédé de Baizeau pour achever de combler cette lacune; enfin je fis la staphyloraphie : cinq points de suture métallique furent appliqués, et enlevés entre le septième et le onzième jour. La partie postérieure de la voûte fut bien comblée et les deux extrémités de la division du voile reprirent : il ne resta qu'au centre de ce voile une perforation ovalaire de 3/4 de centimètre d'étendue en longueur, d'une étendue moindre en largeur, et qui diminua les jours suivants.

La famille emmena cette enfant sans que je pusse remédier à cette dernière perforation. » N'ayant pas eu l'occasion de revoir cette malade, M. Lannelongue n'a pas pu rechercher si le lambeau nasal avait donné lieu à la formation d'une couche osseuse.

Observation III.

Personnelle, relatée en partie in Bulletin de la Société de chirurgie. Séance du 11 décembre 1872.

C... (Auguste), âgé de 10 ans, entre le 13 octobre salle Sainte-Vierge, n° 27, service de M. Gosselin, suppléé par M. Lannelongue.

Sur la lèvre supérieure, la division se trouve à gauche de la ligne médiane, au-dessous de la narine gauche, la lèvre droite se terminant au-dessous de la cloison des fosses nasales, et la lèvre gauche un peu en dedans du bord externe de la narine gauche. La fente est plus large en bas, où elle a 3 centimètres de largeur, qu'en haut, où elle n'en présente que 1 1[2. Dans cette fente, apparaît l'incision supérieure médiane gauche, un peu contournée d'arrière en avant et de gauche à droite, de façon à présenter son bord gauche en avant. Le nez est fortement dévié à droite et la cavité de la narine droite très-diminuée au profit de la gauche. Division complète de l'arcade dentaire entre la première et la seconde incisive gauches, avec écartement de près de 2 centimètres. La seconde incisive gauche et la canine sont très-petites relativement aux autres dents. A ce niveau, la voûte palatine est le siége d'une large fissure, qui la parcourt dans toute son étendue ; elle est partout large de 1 centimètre 1[2, sauf en un point plus rétréci, où elle atteint à peine 1 centimètre 1[4. Ce point correspond à la jonction des deux tiers postérieurs avec le tiers antérieur de la fissure, c'est-à-dire à l'endroit où, de directe d'arrière en avant, elle devient oblique de droite à gauche. En effet, cette fissure, commençant en arrière près de la ligne médiane, se dévie, une fois arrivée au niveau de l'orifice du canal palatin antérieur, pour aboutir entre la première et la deuxième incisive gauches. Le voile du palais est complètement divisé sur la ligne médiane, et une moitié de la luette se trouve de chaque côté, sous forme d'un tubercule charnu.

Voix très-nasonnée, paroles peu compréhensibles. Déglutition facile des solides et des liquides, non suivie de toux; les liquides ne passent pas par le nez — sens de l'olfaction peu délicat. — Lettres impossibles à faire bien prononcer : *e i u c d g j k l q r s t.*

M. Lannelongue décida qu'il s'occuperait d'abord de la restauration de la voûte palatine, ensuite de la staphyloraphie, et, en dernier lieu, du bec-de-lièvre.

19 octobre. L'opération est pratiquée sans anesthésie. On arrache la première incisive gauche supérieure. Le malade étant placé assis en face du jour, la tête penchée en arrière et maintenue par un aide, les lèvres et les bords de la fissure sont écartés par des crochets. Avec un bistouri à long manche, à lame étroite et courte, le chirurgien pratique sur la cloison des fosses nasales une incision antéro-postérieure, située à environ 2 centimètres au-dessus du bord inférieur de la cloison : en avant et en arrière, il rejoint la voûte palatine par une incision verticale. Avec une rugine coudée, on détache ce lambeau, dont le pédicule s'étend sur toute la longueur de la ligne de jonction de la cloison des fosses nasales avec la voûte palatine, formant comme un volet qui vient fermer la fissure de la voûte, en se rabattant de telle sorte que sa surface saignante regarde du côté de la fosse nasale et sa surface muqueuse du côté de la bouche. On remarque que l'épaisseur de ce lambeau est d'au moins 2 millimètres. La muqueuse palatine recouvrant la lèvre gauche de la fissure est avivée au bistouri dans toute sa longueur et sur une largeur d'un demi-centimètre (légère hémorrhagie fournie par une artériole et réprimée par la torsion). L'affrontement du bord libre du lambeau avec cette surface avivée se fait facilement, et on le maintient à l'aide de quatre points de suture métallique. Le malade, reconduit à son lit, sommeille presque toute la journée.

20 octobre. Nuit bonne. Bouillon et lait.

23 octobre. Potage et lait. L'adhésion est déjà faite; une suture métallique est enlevée.

31 octobre. Un nouveau fil métallique est enlevé.

1er novembre. Les deux derniers fils sont enlevés; l'adhérence est totale et solide.

10 novembre. Le lambeau prend de la consistance et résiste plus au doigt que précédemment, ce qui semble indiquer un commencement du travail d'ostéogenèse. La teinte du lambeau est plus pâle que les jours derniers; son épiderme est plus épais et plus dur, car un frottement assez rude ne le fait pas saigner.

Il reste à la partie la plus reculée de la fissure un espace d'environ 1 centimètre qui n'est pas comblé.

6 décembre. Le malade quitte la Charité pour aller à l'hôpital des Cliniques, où M. Lannelongue, suppléant en ce moment M. Broca, procédera à la restauration de la lèvre et du voile du palais. Il n'y a que quarante-huit jours que l'opération a été pratiquée : le lambeau présente une dureté osseuse et une épingle, enfoncée avec assez de force, ne parvient pas à le traverser. Sur la cloison du nez est une cicatrice rosée, assez épaisse.

Dans les derniers jours de décembre, le malade fut opéré pour la division du voile du palais, avec addition du procédé de M. Baizeau pour combler la partie postérieure de la fissure. Dans les premiers jours de janvier, on termina son traitement par la cheiloraphie.

26 janvier. Le lambeau nasal est plus pâle que précédemment, quoique reconnaissable encore du reste de la muqueuse palatine. Impossible de le traverser avec une épingle. La prononciation, encore défectueuse, est certainement très-améliorée : maintenant on comprend facilement ce que dit le malade, et le timbre nasonné de sa voix a en partie disparu. Il prononce bien plus nettement toutes les lettres de l'alphabet; sauf les quatre suivantes : *k*, *r*, *u*, *z*, dont la prononciation est restée très-vicieuse. »

Je regrette de n'avoir pas eu l'occasion d'examiner plusieurs mois après l'opération les sujets qui font l'objet des observations I et II, et d'être à un moment trop rapproché de l'opération relatée dans l'observation III : j'aurais voulu me renseigner sur deux points intéressants que, malgré moi, je suis obligé de laisser à l'état de desiderata.

D'abord, la muqueuse nasale se reforme-t-elle après avoir été enlevée, ou à sa place trouve-t-on simplement du tissu inodulaire ? Dans une de ses savantes leçons, notre excellent maître, M. Gosselin, appelait l'attention sur cette question à propos de sujets sur lesquels lui ou d'autres avaient plusieurs fois pratiqué l'arrachement de polypes muqueux du nez; chez qui, outre le polype, on avait, ainsi que cela arrive fréquemment, plusieurs ois ramené des lambeaux de la pituitaire, et chez qui, malgré cela, les polypes repullulaient. En présence de ces récidives survenues malgré l'arrachement de plusieurs lambeaux de la pituitaire, n'est-on pas en droit de se demander, si, une fois enlevée, elle ne se reproduit pas, au lieu d'être remplacée par du tissu inodulaire. Le fait serait facile à constater sur les opérés de M. Lannelongue, la cloison se prêtant bien mieux à l'examen nécessaire que le point éloigné où s'implantent d'ordinaire les polypes muqueux ; nous regrettons d'être dans l'impossibilité matérielle de le faire.

Une autre chose intéressante serait l'étude des modifications que présente, après un an ou deux, par exemple, la muqueuse nasale devenue, par le fait de l'opération, muqueuse palatine. Nous avons vu, après 48 jours, l'épaississement de l'épiderme, l'état pavimenteux des cellules épitheliales et la diminution très-notable de la sécrétion de mucus nasal, assez abondante dans les premiers jours qui suivirent l'opération. Mais quelles modifications subissent les glandes du lambeau nasal? disparaissent-elles par atrophie, ou se modifient-elles pour s'identifier aux glandules de la muqueuse palatine ? La muqueuse du lambeau acquiert-elle la dureté, la consistance, le peu de vascularité de la muqueuse palatine? Ce sont là des questions que pourrait éclairer une autopsie faite quelques années après l'opération, et leur solution présenterait un certain intérêt au point de vue des règles admises en médecine opératoire, et particulièrement de celle qui conseille de réparer les pertes de substances dans les autoplasties, avec des tissus analogues d'aspect et de structure à ceux qu'on veut remplacer.

Valeur des procédés opératoires sus-indiqués, envisagés au point de vue du traitement des fissures congénitales de la voûte en général.

Hormis le procédé de M. Lannelongue et ceux de MM. Baizeau et Botrel, aucun, à notre avis, ne peut être utilisé dans le traitement des fissures de la voûte : aucun ne compte autant de succès qu'eux, et, de plus, plusieurs seraient matériellement impraticables.

Ainsi, nous avons établi, au début de ce travail, que la largeur moyenne des fissures unilatérales complètes était d'au moins 1 centimètre. Supposons que l'on tente de traiter une telle fissure par le procédé du glissement : qu'arrivera-t-il ? Une fois l'avivement fait, la perte de substance sera augmentée, et nous pouvons, pour rester dans les limites les plus modestes, la porter de 10 mill. à 14 mill. Or, quelle est la largeur de la voûte palatine vers sa partie moyenne ? 35 mill. Qu'on étende, si l'on veut, le décollement de la muqueuse jusqu'aux bords alvéolaires, on ne pourra, avec les 21 mill. qui en restent, recouvrir une surface de 35 mill., surtout si l'on remarque que l'extensibilité est presque nulle. Je reconnais volontiers que ce n'est pas à l'extensibilité seule que l'on a dû de pouvoir affronter les surfaces avivées de la muqueuse, malgré une perte de substance, car son prétendu allongement, en ce cas, est plus apparent que réel. Il ne faut pas oublier, en effet, que la voûte osseuse représentant un arc de cercle, les deux lambeaux muqueux séparés d'elle, mais tendus et unis l'un à l'autre par des sutures, ne forment plus que la corde qui soustend cet arc, corde qui est nécessairement moins grande que lui. Aussi, à la rigueur, dans une fissure de moyenne largeur pourrait-on, après avoir largement décollé la muqueuse, rapprocher jusqu'au contact les deux surfaces d'avivement : malgré cela, j'affirme que la guérison ne se ferait pas, et voici pourquoi. Tout d'abord, les deux surfaces avivées s'uniraient l'une à l'autre par un tissu inodulaire, et l'on croirait un instant, comme M. Sédillot (Méd. op., t. II, p. 45) à un succès. Mais cela ne suffit pas : il faut en outre que la muqueuse, éloignée de son support osseux, vienne peu à peu, par suite du travail de réparation qui s'accomplit entre elle et la voûte osseuse, se recoller à à cette voûte : c'est dire qu'elle doit passer de l'état de corde sous-tendant un arc à l'état de l'arc lui-même, par conséquent s'allonger. Or, si la perte de substance était faible, l'extensibilité de la muqueuse, quoique minime, sera suffisante pour empêcher la cicatrice existant déjà entre les surfaces d'avivement d'être trop tiraillée et de se rompre; si, au contraire, la perte de substance était tant soit peu grande, l'extensibilité ne se prête plus au tiraillement que fait subir le tissu inodulaire profond, et la cicatrice se rompt. C'est là le mécanisme qui se révèle tout particulièrement dans l'observation de M. Sédillot, où il est dit que le succès parut d'abord complet, et que, par la suite seulement, les bords de la plaie d'avivement, déjà réunis, s'écartèrent.

Si nous consultons la statistique, nous voyons que, sur quatre opérations de ce genre, on ne compte qu'un succès. Nous rejetons donc complètement les procédés dits par glissement.

Nous en disons autant des procédés par renversement En effet, leur bilan n'est guère plus brillant que celu des procédés par glissement. Si nous les considéron en bloc, nous ne trouvons, parmi les observations qu nous en connaissons, que 2 réussites à opposer à 7 in succès; et encore, dans l'un des cas où l'on a réussi, l lambeau se gangrena-t-il une première fois, et fallut il en tailler un nouveau. (Blandin Journ. des connaiss méd.-chirurg., t. II, p. 45.) Lorsqu'on considère l'épais seur, la consistance et la rigidité de la muqueuse pala tine, lorsqu'on remarque le peu de richesse de so système circulatoire, ainsi que la disposition spécial de ses vaisseaux qui, loin d'être entourés, comme dan la plupart des autres régions, de tissu connectif à mail les lâches sont, pour ainsi dire, incrustés dans son tissu on s'explique la fréquence de la gangrène des lambeau après leur renversement. La condition la moins mau vaise doit être celle dans laquelle le lambeau est uniqu et se taille en avant de la perte de substance : alors o a chance que quelques rameaux des artères palatines dont la direction est antéro-postérieure, pénètrent pa sa base et suffisent à l'alimenter. Mais dans les fissure complètes ou incomplètes et de variété antérieure, c procédé serait matériellement impossible; pour celle de variété postérieure et peu étendues, on pourrait l'es sayer; mais nous ne le conseillerons pas, car celui d M. Baizeau s'offre dans des conditions bien préférables.

Les procédés par déplacement latéral sont bien su périeurs aux précédents. Ici les lambeaux ne sont pa pliés sur eux-mêmes comme dans les procédés par ren versement, et la circulation n'y est pas entravée de c fait. E outre, ils ont une base assez large, regardan en arrière, et bien disposée pour recevoir des ramifications artérielles qui assurent leur vitalité. Le procédé de M. Botrel, employé une fois par lui et quatre par Roux n'a échoué qu'une fois. Celui de M. Baizeau a échoué une fois entre ses mains, mais dans une circonstance toute spéciale : le malade portait une perforation syphilitique de la voûte, et l'ulcération qui lui avait donné naissance n'était pas encore complètement cicatrisée; — une fois aussi entre les mains de M. Gosselin, à la fin de 1870 (communication orale) : un des lambeaux se gangrena. Ici encore l'opéré était ou devait être dans des conditions spéciales : probablement affaibli par les privations du siége, il avait en outre pris, dans les jours qui précédèrent l'opération, quelques grammes de bromure de potassium, administrés dans le but de diminuer la sensibilité de sa muqueuse palatine. N'est-on pas en droit de se demander si le bromure de potassium dont l'action physiologique consiste en une constriction énergique des capillaires, ne peut pas, par ce fait, devenir une cause prédisposante à la gangrène des lambeaux, si peu riches en capillaires, de la muqueuse palatine? En résumé, en ajoutant cette observation récente de M. Gosselin à celles qui sont consignées dans le *Compendium*, c'est-à-dire 3 de M. Baizeau, 2 de M. Gosselin et 1 de Field, on a 5 guérisons pour 2 insuccès.

Langenbeck, dont le procédé n'est, en somme, que celui de M. Baizeau légèrement modifié, rapporte cinq opérations de ce genre pratiquées par lui pour des fissures congénitales, dont une seule échoua. Si nous additionnons ces résultats aux précédents, si nous y ajoutons celui obtenu par M. Lannelongue en opérant par le procédé Baizeau, mais en deux temps (voir plus loin), nous trouvons à l'actif de ce mode opératoire trois insuccès pour dix guérisons.

Quelque satisfaisante que paraisse cette statistique, quand on la compare à celle qu'ont fournie les autres procédés opératoires, elle reste inférieure à celle de M. Lannelongue qui, pour n'avoir encore que trois fois appliqué son procédé nasal, n'en compte pas moins trois succès. Aussi, dans la question du traitement des fissures de la voûte palatine, ne peut-on raisonnablement songer qu'aux procédés de MM. Botrel, Baizeau et Lannelongue.

Quand le procédé de M. Lannelongue peut être appliqué, il doit être préféré aux deux autres. Nous l'avons déjà dit: la vitalité d'un lambeau nasal est bien plus assurée que celle d'un lambeau emprunté à la muqueuse palatine. Les vaisseaux capillaires sont chez lui nombreux et volumineux (1er ordre de M. Robin), à ce point que quand cette muqueuse est le siége d'un mouvement congestif ou inflammatoire, leur dilatation amène un boursouflement tel que le passage de l'air devient difficile ou même impossible à travers les fosses nasales : c'est ce qu'on observe dans le coryza. Le sang qui les parcourt est fourni par des artérioles multipliées, et provenant des rameaux de la maxillaire interne, de l'ophthalmique, de la faciale. Le plus important d'entre eux, celui qui concourt à assurer au plus haut degré la vitalité du lambeau nasal, est, sans contredit, l'artère de la sous-cloison, fournie par la coronaire labiale, du côté opposé à celui où siége la fissure.

Dans les fissures doubles, les parties latérales de la lèvre supérieure ne rejoignant pas la cloison, les artères coronaires de chaque côté ne se rejoignent pas non plus, et l'artère de la sous-cloison manquant alors, n'est plus là pour fournir une quantité de sang considérable au lambeau nasal. Il est cependant plus que probable que sa vitalité n'en sera pas sensiblement altérée : la muqueuse étant, comme nous l'avons vu, hypertrophiée, boursouflée, bon nombre de ses petits vaisseaux ont dû prendre un développement considérable. Le premier lambeau nasal que l'on taillera pour combler la fissure de l'un des côtés, sera donc alimenté par les petits vaisseaux qui, passant sous le bord inférieur et libre de la cloison, vont, avec la muqueuse, d'un côté à l'autre. Quand ce lambeau aura opéré sa réunion avec la muqueuse palatine avivée, il recevra d'elle du sang qui contribuera à entretenir la nutrition du lambeau de l'autre côté qu'on ne taillera que postérieurement, de concert avec celui que pourra fournir la membrane granuleuse dont se sera déjà recouverte la partie de la cloison dénudée par le fait de la première partie de l'opération.

Etudions maintenant leur valeur dans les diverses variétés de fissures, et cherchons quel procédé opératoire convient à chacune d'elles, laissant momentanément de côté les fissures bilatérales pour lesquelles les procédés de M. Botrel et de M. Lannelongue n'ont jamais été employés, et le procédé de M. Baizeau n'a été appliqué qu'une fois par Langenbeck, sans succès.

Procédés opératoires à employer dans les diverses variétés de fissures congénitales en particulier.

I. *Fissures unilatérales complètes.* — Le procédé de M. Lannelongue est ici formellement indiqué; bien des raisons militent en sa faveur.

La première et la plus brutale de toutes, c'est qu'il a constamment réussi. De plus, ne peut-on pas craindre, avec les savants rédacteurs du *Compendium*, qu'en décollant, ainsi qu'il faudrait le faire dans le procédé Baizeau, toute la muqueuse palatine, on s'expose à provoquer la nécrose de la voûte, d'où l'impossibilité de la guérison et la transformation de la fissure en une véritable gueule de loup ? Admettons maintenant (chose bien moins probable, car la muqueuse de la cloison est beaucoup plus riche en vaisseaux que celle de la voûte palatine) qu'avec le procédé de M. Lannelongue, nous provoquions accidentellement une nécrose : elle siégera nécessairement sur le vomer ; mais alors peu nous importe, car elle n'empêchera pas le lambeau de se cicatriser et de reformer la voûte, puisque celle-ci ne participera pas à la nécrose, et la disparition d'une partie du vomer ne causera même aucune incommodité au malade. Ne voit-on pas journellement chez les ouvriers préparant des sels arsenicaux ou le bichromate de potasse des perforations de la cloison des fosses nasales dont ils ne se doutent même pas ? Supposons même, pour pousser l'hypothèse jusqu'à ses dernières limites, qu'outre la nécrose du vomer, il survienne une mortification du lambeau : rien n'est perdu, et il reste encore une corde à l'arc du chirurgien : c'est de recourir au procédé Baizeau. J'ajoute que la gangrène n'est guères à craindre pour le lambeau pris sur la cloison : sa hauteur est très-faible, son pédicule mesure toute l'étendue de sa longueur, et la muqueuse qui le forme est épaisse, vivace, très-vascularisée. Avec les lambeaux de M. Baizeau ou de M. Botrel, au contraire, nous n'aurions que deux pédicules étroits relativement à la longueur des lambeaux, et, qui plus est, formés aux dépens d'une muqueuse remarquable par son peu de vascularité et de vitalité.

Enfin, nous pouvons dire qu'avec le lambeau nasal, nous reformons l'os, nous refaisons une voûte palatine, non pas membraneuse, mais osseuse. C'est que le vomer présentant une surface lisse, il est facile de le ruginer et de conserver, adhérent au lambeau, tout ou partie d'un périoste probablement épaissi, comme la muqueuse avec laquelle il se confond; tandis que, sur la voûte palatine, la rugination présente bien plus de difficultés, ainsi que le fait remarquer Holmes (*Thérap. des mal. chirurg. des enfants*), à cause des crêtes rugueuses qu'elle présente, et la régénération osseuse est loin d'être constante. M. Sédillot écrivait à ce sujet (Comptes-rendus Acad. des sciences, séance du 31 août 1863) qu'il a constaté avec M. Bœckel, sur un malade opéré par lui trois mois auparavant, qu'il n'existait aucune trace d'ossification; les tissus étaient souples, élastiques, dépressibles, et la pointe d'un bistouri promenée sur la surface nasale ou périostée du lambeau ne rencontra pas le moindre noyau d'ossification. Je n'en ai trouvé quelques exemples que dans le mémoire de Langenbeck's (*Langenbeck's Archiv.* t. II, p. 267) : il l'obtint une fois sur un garçon de 13 ans et demi opéré pour une fissure unilatérale complète, une autre fois chez une jeune fille de 24 ans, opérée pour la même difformité, et une dernière fois chez une jeune fille de 22 ans : résultats qu'il faut attribuer au soin qu'il apporte à la rugination de la voûte palatine.

Pour toutes ces raisons, nous n'admettrons que le procédé nasal : il va sans dire que si la partie la plus reculée de la fissure n'a pu être comblée, on doit, en pratiquant la staphyloraphie, prolonger en avant les incisions latérales, aviver cette partie, décoller la muqueuse tout autour, et, en y faisant un ou deux points de suture, appliquer le procédé de M. Baizeau en même temps que l'on procède à la réunion des moitiés du voile du palais. En dernier lieu, comme nous l'avons déjà dit, on restaure la lèvre supérieure par la chéiloraphie.

2° *Fissures unilatérales incomplètes.* Si elles sont de variété antérieure, le procédé nasal est facile à appliquer, et nous le préférons aux autres pour les raisons que nous avons données précédemment. On doit limiter en arrière la longueur du lambeau à l'étendue de la perte de substance.

Si la fissure est de variété postérieure et n'intéresse que la moitié ou même les trois quarts postérieurs de la voûte, par exemple, le procédé de M. Lannelongue est peu praticable, car la fosse nasale du même côté est, en avant, régulièrement conformée, et l'on ne saurait aller emprunter un lambeau à la partie le plus éloignée de la cloison. C'est ici qu'il faut songer au procédé de M. Baizeau qui a été plusieurs fois usité. Nous lui donnons la préférence sur celui de M. Botrel, d'abord parce qu'il a déjà fait ses preuves, et ensuite, parce que, laissant les lambeaux se continuer avec le reste de la muqueuse palatine par leurs deux extrémités et non pas par leur base seule, il en assure mieux la vitalité.

Peut-être pourrait-on, au cas particulier, apporter au procédé Baizeau la modification que M. Lannelongue lui a fait subir. Je dis peut-être, car l'expérience n'est pas assez concluante, n'ayant été tentée qu'une fois, avec succès il est vrai. Convaincu que la mortification des lambeaux, dans les autoplasties, lorsqu'il n'y a ni flexion, ni distension, ni tiraillement des pédicules, reconnaît pour cause l'insuffisance de la circulation; persuadé que la vitalité d'un lambeau autoplastique est d'autant mieux assurée que le sang y circule dans des voies plus nombreuses et plus larges, M. Lannelongue chercha à augmenter le calibre et le nombre des vaisseaux de ses lambeaux en pratiquant l'opération en deux temps. Dans un premier, il se borne à tailler les lambeaux, à les décoller des os dans une étendue de 3 à 4 millim., en se rapprochant des bords de la perforation. Chaque jour il passe un stylet dans toute la longueur de ces incisions, et soulève légèrement la partie libre de chaque lambeau. Ceux-ci subissent alors, comme tout tissu au voisinage d'une plaie, un certain degré d'inflammation dont le maximum est atteint au quatrième jour; mais cette inflammation entraîne avec elle ses conséquences inévitables: dilatation du réseau circulatoire et formation de capillaires nouveaux au voisinage de la plaie; elle a donc pour résultat de donner des voies plus larges, et même d'en créer de nouvelles à la circulation dans le lambeau. Le septième jour elle est en décroissance, et c'est à ce moment que M. Lannelongue achève le décollement, pratique l'avivement, et fait la suture. (*Bulletin de la Soc. de chirurg.* Séance du 1er mai 1872.)

3° *Fissures bilatérales.* — Jusqu'alors, on s'est borné à pratiquer dans ces cas l'opération dite du bec-de-lièvre compliqué, par l'une des méthodes opératoires bien connues, et que nous ne décrirons pas ici; on guérissait ainsi la difformité de la lèvre, on réduisait ou on refoulait par divers moyens, quand on ne l'excisait pas en partie ou en totalité, le tubercule incisif, on cherchait à l'unir aux parties voisines des maxillaires en l'avivant et même en pratiquant la suture osseuse (Broca), mais la majeure partie de la fissure persistait. Langenbeck seul a une fois appliqué le procédé de M. Baizeau à ce genre de fissures sur une jeune fille de 16 ans; il a échoué. Nous ne pouvons donc nous étendre longuement sur le traitement curatif d'une difformité qui n'a été l'objet que d'une tentative malheureuse et nullement surprenante, car, dans les cas de fissure double, la perte de substance est ordinairement si grande que ce qui reste de la muqueuse palatine peut à peine suffire à la combler.

Avec des lambeaux pris sur la cloison nasale, il est fort probable que les choses se passeraient autrement; aussi remercions-nous sincèrement M. Lannelongue d'avoir bien voulu nous faire connaître la façon dont il compte modifier son procédé pour l'appliquer aux fissures bilatérales. Voici la note qu'il a bien voulu nous remettre à ce sujet :

« Le procédé nasal peut-il convenir aux perforations doubles de la voûte palatine d'origine congénitale? Oui, dans un certain nombre de cas, on pourra l'appliquer d'abord pour remédier à l'une des deux perforations. Il sera facile de prendre la muqueuse du côté d'une des perforations, de la détacher et de l'appliquer sur l'orifice. On pourrait même, après avoir ainsi oblitéré la première perforation, songer à oblitérer la deuxième en prenant la muqueuse de la cloison du côté de l'autre fosse nasale; mais, pour cela, il est nécessaire que la portion osseuse de la voûte sur laquelle s'implante cette lame intermédiaire aux deux perforations soit très-peu large; il faut, en effet, qu'il soit possible de disséquer le lambeau dans la fosse nasale, et qu'il soit aisé de le rabattre. On pourrait d'ailleurs, dans ce cas, déplacer sa base, et transporter cette base du bord d'insertion de la cloison sur le bord même de la solution de continuité en poursuivant la dissection jusque-là.

« Si nous voyons la possibilité de réaliser ces conditions de transplantation des lambeaux nasaux dans ces cas complexes, à plus forte raison pourra-t-il en être ainsi lorsqu'au lieu d'une double perforation avec interposition d'os intermaxillaires très-développés, il n'existe sur la voûte qu'une très-large perforation divisée en deux par la cloison des fosses nasales qui s'interpose presque seule (les os intermaxillaires étant plus ou moins atrophiés) entre les deux lèvres de la perforation dont elle est séparée par un intervalle plus ou moins grand. On conçoit alors qu'il sera très-aisé de prendre un lambeau d'un côté, un lambeau dans l'autre cavité nasale, et de greffer chacun d'eux sur un des bords de la perforation.

« Je me propose de pratiquer prochainement cette opération sur un jeune enfant que j'observe en ce moment. »

Du traitement de certaines fissures insolites ou compliquées que nous avons décrites et qui sont fort rares, nous ne parlerons point ; il faut abandonner à la sagacité du chirurgien le soin de modifier le manuel opératoire suivant les circonstances.

Age auquel il convient d'opérer. Moyens anesthésiques.

On ne peut songer à pratiquer une autoplastie sur la voûte palatine pendant la première enfance ; l'hémorrhagie est assez abondante pendant l'opération pour pouvoir compromettre l'existence pendant les premiers mois de la vie. On doit donc, à cette époque, se borner à pallier les inconvénients que présente la fissure au point de vue de l'alimentation de l'enfant. C'est dans ce but que Roche et Sanson (Elém. de path., t. IV, p. 1099) recommandent de le tenir dans une situation verticale et de presser la mamelle de la nourrice pour faire couler le lait que les efforts de succion ne sauraient extraire, et, si cela ne suffit pas, de recourir à l'allaitement artificiel. Chambon (Malad. des enfants, t. I, p. 1445) propose de leur donner du lait dans de petits morceaux d'éponge dont la compression leur serait facile, et dont le liquide s'échapperait aisément.

Il serait bien difficile de préciser exactement un âge ultérieur. Ce qu'on peut dire de formel à ce sujet, c'est qu'une condition *sine qua non* du succès est que l'enfant soit assez raisonnable pour supporter l'opération, et surtout pour se prêter aux exigences du chirurgien pendant les quelques jours qui la suivent. C'est seulement lorsqu'on jugera l'enfant assez raisonnable et assez maître de lui qu'on se décidera à l'opérer.

L'anesthésie par l'éther, comme par le chloroforme doit être rejetée, car il faut que l'opéré puisse souvent cracher le sang qui s'accumule vers le pharynx, et, souvent aussi, se gargariser. On pourrait avec avantage, pour utiliser l'action anesthésique du bromure de potassium sur les muqueuses, en saturer le malade pendant les quelques jours qui précèdent l'opération, surtout lorsqu'on doit appliquer le procédé de M. Lannelongue ; quand on doit recourir à celui de M. Baizeau, n'est-il pas à craindre que l'action constrictive exercée par cet agent sur les capillaires ne vienne nuire à la vitalité des lambeaux de la muqueuse palatine, peu vascularisée comme on le sait, et les prédispose quelque peu à la gangrène?

Paris. A. Parent, imprimeur de la Faculté de Médecine, rue Mr-le-Prince, 31.

www.ingramcontent.com/pod-product-compliance
Ingram Content Group UK Ltd.
Pitfield, Milton Keynes, MK11 3LW, UK
UKHW022117260726
13993UKWH00003B/1065